医院门诊分诊导医工作手册

主审　柴湘平

主编　龚红辉　陈亚平　蔡佳佳

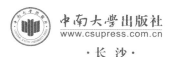

中南大学出版社

www.csupress.com.cn

·长沙·

《医院门诊分诊导医工作手册》

编 委 会

主　审	柴湘平
主　编	龚红辉　陈亚平　蔡佳佳
副主编	娄　艳　刘　晓　陆　珊　谭金花
编　委	（以姓氏笔画为序）

刘艺平	刘光惠	刘　芬	刘　晓
李　瑛	李亚敏	肖咏蓓	汪　洋
汪健健	张旭芬	陆　珊	陈　萱
陈亚平	陈雨晴	罗湘颖	周　嫣
赵启明	娄　艳	陶　澄	黄　金
龚红辉	童德军	曾立云	蔡佳佳
谭金花			

序言 FOREWORD

随着我国医疗卫生改革的不断深入、数字化门诊建设的逐步推进和人民群众对健康需求的不断提高，门诊在医院系统中占据着越来越重要的位置。分诊导医作为门诊服务的第一个关键环节，其服务质量的优劣，将直接关系到患者及其亲属对医院的满意程度。抓好分诊导医的培养和管理，对提升患者就医体验、树立医院良好形象、促进医院在新形势下的高质量发展具有重要意义。

中南大学湘雅二医院是一所大型三级甲等医院，于1958年建院，是中南大学的附属医院，也是国家卫生健康委预算管理医院。中南大学湘雅二医院开放专科门诊54个、亚专科门诊214个、专病门诊55个、MDT门诊57个；门诊分布于四个楼栋，分诊导医队伍共有110余人。多年来，门诊部在"担当重若山、技术硬如钢、服务柔似水、医院亲如家"医院文化的基础上建立了"敬业、诚信、创新、感恩"为核心的门诊文化，不断改善门诊医疗服务质量，医院门诊量稳居全省第一。2022年门急诊量为415.2万人次。新型冠状病毒肆虐之时，门诊部立即统筹疫情防控管理，严格实行三级预检分诊，采取各种硬核措施防止疫情扩散蔓延。一直以来，门诊部顺应时代的发展和形势的变化，不断创新门诊工作模式和分诊导医管理模式，在门诊分诊导医工作方面摸索出了一套专业化、标准化、规范化的管理经验，形成了较为科学的管理体系。

为分享在分诊导医培养和管理方面的经验，中南大学湘雅二医院组织编写了《医院门诊分诊导医工作手册》一书，此书将理论与实践相结合，从门诊工作概述、门诊分诊导医管理制度、门诊分诊导医岗位职责、门诊分诊导医服务规范、新型冠状病毒感染下分诊导医管理、门诊分诊导医应知应会、门诊工作应急预案等七个方面进行了系统阐述，内容全面、新颖，可操作性强，可作为各级医院门诊分诊导医工作的参考用书。

我相信，该书的出版和发行，必将有助于各级医院门诊分诊导医工作的开展和门诊工作质量的提升！

2023 年 2 月

前言 PREFACE

　　综合医院是各类患者就医的集中场所，门诊作为患者就医的窗口，具有患者人数众多、流动性大、病症复杂、就诊环节多、突发事件发生率高等特点。随着新医改的深化、数字化门诊建设的推进、患者对医疗需求的提高以及新型冠状病毒感染带来的影响，分诊导医的工作模式发生了改变，门诊管理的内涵发生了根本性的变化，要求也越来越高。

　　患者来到医院的第一站，接触的是分诊导医人员。分诊导医工作对于保障患者有序科学就医、提高患者诊疗效率、保障患者就医安全、提升医院服务质量和服务形象至关重要。如何做好分诊导医人员的培养和管理、提高分诊导医服务能力和服务质量，是医院管理者和门诊管理者必须研究的一项重要课题。目前，虽然关于门诊管理的图书较多，但关于新形势下门诊分诊导医工作的参考图书数量非常有限。鉴于此，为了满足门诊管理者和门诊分诊导医人员的迫切需求，进一步科学规范分诊导医工作，切实提高分诊导医工作质量，提升门诊患者满意度，我们组织编写了《医院门诊分诊导医工作手册》一书，以期为广大的门诊同仁开展分诊导医工作提供借鉴和参考。

　　《医院门诊分诊导医工作手册》全书由七章组成：第一章系统概述了门诊工作特点、门诊工作任务、门诊医疗质量管理工具、门诊文化、门诊分诊导医管理模式、门诊分诊导医工作的重要性、门诊就诊流程及门诊环境管理等；第二章详尽介绍了门诊分诊导医管理制度制订的原则、重要性及相关管理制度；第三章综合叙述了门诊分诊导医岗位职责的概念、制订目的及各岗位职责；第四章简要描述了门诊分诊导医服务规范的概念、总体要求及服务礼仪、沟通技巧、分诊导医各岗位服务规范；第五章全面阐述了新型冠状病毒感染下分诊导医管理体系、预检分诊管理、发热门诊管理、新型冠状病毒感染常态化防控消毒管理、新型冠状病毒感染防控培训方案、防护技术操作流程、新型冠状病毒咽拭子采集及新型冠状病毒感染防控应急预案；第六章重点分析了门诊分诊导医工作范畴、知识储备的必要性、培训方案及常见病症分诊、常见检验检查须知、门诊常用急救技术；第七章逐一解析了制订门诊工作应急预案的目的、原则及门诊常见突发事件应急预案。本书内容全面，可操作性强，对医院门诊分诊导医工作实践具有指导意义。

本书由从事门诊管理、医疗管理、护理管理、院感控制等工作的专家，以及来自临床医疗、护理等领域的专家共同编写。为编写好本书，我们进行了深入调研，查阅了相关文献，结合国内知名专家的指导与建议，力求做到新颖、科学、实用，不当之处敬请各位同仁和广大读者批评指正。

本书得以与读者见面，与中南大学湘雅二医院的领导及门诊医务人员的大力支持是分不开的，谨此一并表示衷心的感谢！

龚红辉

2023 年 2 月

目 录 CONTENTS

第一章

门诊工作概述

第一节　门诊概述

门诊是医疗机构为不需要住院或尚未住院的群众提供的防治疾病的一种方式，是指在医疗机构内，由医务人员根据患者有效挂号凭证提供疾病预防、咨询、诊断、治疗、康复等服务的行为。

门诊是医院的窗口，是医院管理水平和技术实力最直接、最客观、最表象的反映。随着医疗卫生事业改革的不断深入和患者需求的不断增加，医院门诊管理势必迎来新的挑战。门诊管理者需要以国家卫生政策为指引，以信息化建设为依托，以提高医疗服务质量和保障医疗安全为重点，建立"以健康为中心"的服务理念，把患者的需求和患者是否满意作为门诊工作的出发点及归宿，以此来衡量和推动门诊工作，促进门诊高质量发展。

一、门诊工作特点

门诊作为患者到达医院的第一站，存在人员高度集中、诊疗环节多、患者病种复杂、诊疗缺乏连续性、诊疗时间较短、门诊各部门条块分割等特点，而这些特点也正是门诊工作的不利因素和薄弱环节。因此，医院管理者必须通过各种管理措施来加强对门诊的建设。

1. 人员高度集中。患者多是大型综合性医院门诊的基本特点。以中南大学湘雅二医院为例，日平均门诊量为 1 万人次左右，如果每位患者有 1 名家属陪同，门诊区域流动人员日均达数万人，人员流量大，给医院门诊管理造成了较大压力。有部分患者对医院就诊流程和环境不熟悉，来回往返，增加了无效人流。再加上门诊工作的医生、护士、医技人员、分诊导医、保安、保洁等工作人员，医院门诊成为人员高度集中场所。

2. 诊疗环节多。患者的就诊过程，指的是患者预约挂号/挂号、分诊、候诊、就诊、缴费、检验、检查、治疗、取药等一连串的多个环节组成的流程。在整个流程中，患者就诊经历的环节多，涉及部门多，与不同的医务人员接触频繁，任何一个环节、任何一名医务人员出现问题，都会对医疗服务质量造成不良影响。

3. 患者病种复杂。患者病种复杂是指患者人群中有一般急慢性疾病、感染性疾病，也可能有传染病，很易造成患者和健康人之间的交叉感染，也可造成患者的再度感染。门诊就诊患者病情复杂多样且临床症状较多，管理难度较大，一旦处理不当，不但容易引发医疗纠纷，还会对医院形象造成不良影响。

4.诊疗缺乏连续性。尽管医院力求门诊医生每月相对稳定，但由于住院患者对医生的需求量也很大，加上医生本身还有科研、教学的任务，导致医生不能长期专注于门诊工作，门诊医生流动、变换的情况很常见，进而使门诊诊疗缺乏连续性。

5.诊疗时间较短。门诊医生每天需接待数十名患者，尽管医院已对各科门诊诊治患者的时间作出了原则性要求以防止出现诊治不到位的现象，但实际上仍然很难妥善解决门诊患者数量与医疗服务质量之间的矛盾，尤其是在门诊患者就诊的高峰期，这一矛盾尤其突出。而对于病情比较复杂的患者或前驱症状并不典型的患者来说，虽然医生花费的时间可能已经超过多个患者所要花费的时间，但诊疗时间仍然不能满足这些患者的需求。

6.门诊各部门条块分割。门诊区域内部门多，包括医疗、护理、医技、后勤、财务、药剂、保卫等，各部门各有职能，管理呈条块分割，门诊部管理者多以协调的方式进行工作，难以对门诊区域内的各部门和各类人员进行直接有效的监管。

二、门诊工作任务

门诊工作任务必须根据医院总的性质、任务和专科特点来确定，各类医院可有所不同，但其共性的任务主要有以下几个方面：①按政府医疗行政管理部门和医院的管理要求，为患者提供高效和有序的门诊管理和服务；②组织协调并合理安排各学科的技术力量，接诊患者，为患者提供科学有效的诊治，提高疾病治愈率；③合理利用区域医疗卫生资源，促进大医院与基层医疗卫生机构分工协作机制的形成，逐步形成基层首诊、分级医疗、双向转诊、上下联动的医疗服务模式；④掌握医疗政策、医保最新动态，及时准确地为临床医务人员及患者提供、解释医疗卫生政策；⑤负责门诊范围内的健康教育和健康促进工作；⑥负责区域卫生规划规定的或上级指定的社区人群的预防保健、健康检查、疾病普查；⑦认真落实门诊范围内的医院感染管理制度，严格执行各项消毒隔离措施，督促门诊医生落实首诊负责制，及时认真地做好传染病防控工作；⑧负责门诊科研工作，包括研究病例观察、出院特殊患者定期门诊追踪观察和药物临床试验等；⑨负责门诊临床教学。

三、门诊医疗质量管理工具

医疗质量直接关系到人民群众的健康权益和对医疗服务的切身感受。持续改进质量，保障医疗安全，是卫生事业改革和发展的重要内容和基础，对当前构建分级诊疗体系等改革措施的落实和医改目标的实现具有重要意义。质量管理工具的应用是推动医院管理提升、提高医疗质量的重要手段和实现路径。2016年国家卫生计生委颁布的《医疗质量管理办法》和2021年国务院办公厅出台的《关于推动公立医院高质量发展的意见》均明确指出：医疗机构要创新管理模式和服务模式，通过适宜的管理工具开展持续质量改进工作、效果评价工作，推动各级各类医院管理科学化、规范化、精细化。

医疗质量管理工具是指为实现医疗质量管理目标和持续改进所采用的措施、方法和手段，门诊医疗质量管理中常运用的管理工具有质量环（PDCA循环）、追踪方法学、根本原因分析、品管圈（quality control circle，QCC）等。

1. 质量环（PDCA循环）。PDCA循环是美国质量管理专家沃特·阿曼德·休哈特(Walter A. Shewhart)首先提出的,由戴明采纳、宣传,获得普及,所以又称戴明环。PDCA 循环的含义是将质量管理分为四个阶段,即"Plan(计划)""Do(执行)""Check(检查)"和"Act(处理)"。PDCA 循环可以广泛应用于医院门诊管理的各个方面,PDCA 每循环一次,质量和管理水平都有所提高,是提升门诊管理水平、改进医疗质量的一种重要管理模式。

2. 追踪方法学。追踪方法学是 2004 年美国医疗机构评审联合委员会(JCAHO)全新设计的现场调查方法之一。它被广泛运用于医院门诊医疗质量管理中,是强调以患者为中心,通过患者的就医过程,客观地分析评价医疗服务系统品质的一种方法。追踪过程的重点为评价医院门诊内部各部门之间的沟通配合是否满足患者的医疗需求,让评价者从患者的角度看医疗服务。通过评价分析,提出医疗过程中存在的问题和改进的措施,是一种具有先进性和实用性的过程管理方法。

3. 根本原因分析法。根本原因分析是一个系统化的问题处理过程,包括确定和分析发生问题的原因,找出问题解决办法,并制订问题预防措施。当医院发生不良安全事件时,想要找到发生问题的根本原因,找出解决办法并制订预防措施,就需要运用到医疗质量管理工具中的根本原因分析法。根本原因分析法不仅仅关注问题的表征,更主要的是能找出核心因果关系,能迅速找到问题的症结,对症下药,避免问题重复发生。

4. 品管圈(QCC)。QCC 是指由相同、相近或互补的工作场所的人们自发组成数人一圈的小圈团体(又称 QC 小组,一般 6 人左右),全体合作,集思广益,按照一定的活动程序来解决工作现场、管理、文化等方面所发生的问题及课题。它是一种较为活泼的质量管理形式，特点是参加人员强调领导、技术人员、员工三结合，建立自下而上的质量改善模式，使一线员工成为活动主体，打破以往自上而下、行政命令的模式，进而形成医院质量文化。

医院门诊管理人员应该认识到，各质量管理工具之间相互独立又紧密联系。每种质量管理工具都有其特点、适用范围和应用条件，不同的质量管理工具针对不同的问题，有不同的应用效果。重要的是根据临床实践中遇到的问题对症下药，针对原因分析、风险防范、现状改善、流程管理等各类具体问题需要选择适用的质量管理工具，实现医院门诊质量管理水平的提升。

第二节　门诊文化

《易·贲卦·象传》："刚柔交错，天文也；文明以止，人文也。观乎天文，以察时变，观乎人文，以化成天下。"文化是相对于经济、政治而言的人类全部精神活动及其产品，是人类智慧和创造力的结晶，是推动人类摆脱蒙昧、孤立与隔绝，走向理性、团结与融通的不竭动力，也是世界上每一个单独的个人找到心灵家园、实现价值认同的源泉。中华文化源远流长、博大精深，中国传统医学的发展、现代医院文化的繁荣无不深深植根于中华文化。

一、医院文化的内涵

党的十九大报告强调："文化是一个国家、一个民族的灵魂。"医院文化是一个内涵极其丰富的概念，作为医疗卫生系统特有的文化，它是医院主流意识的综合反映，是管理成果的最高形式，更是医院的核心竞争力与宝贵的精神财富。它深深地熔铸在医院生命力、创造力和凝聚力之中，是团结医院职工、塑造医院品牌、推动医院发展的精神支撑，已日益成为医院核心竞争力的重要组成部分。以中南大学湘雅二医院为例，该院于 1958 年正式开院，一代代湘雅二医院人不断传承和弘扬百年湘雅"如履薄冰、如临深渊"的行医理念和"公勇勤慎、诚爱谦廉、求真求确、必邃必专"的湘雅精神，不断强化责任、质量、仁爱、员工"四位一体"的医院文化建设，积淀成了"担当重若山、技术硬如钢、服务柔似水、医院亲如家"的文化内涵。医院始终不忘初心，牢记建院初期的 29 字办院方针："救死扶伤，牺牲个人利益；勤俭办院，减轻病人负担；全心全意为人民服务"，秉承"团结、严谨、求实、创新"的院训，沿着先贤的足迹，一步一个脚印地走向辉煌。

中南大学湘雅二医院院训释义：

团结：团结产生合力和凝聚力，上下一心，和衷共济，同铸辉煌。

严谨：严格要求，认真细致，精益求精，一丝不苟。

求实：讲究实际，追求实效，实事求是，踏踏实实地做好每一件事。

创新：开拓进取，积极探索，改革创新，不断攀登医学高峰。

二、门诊文化的内涵

门诊文化同属于医院文化，其概念有广义和狭义之分。广义的门诊文化是指门诊存在方式的总和，即物质文化、制度文化和精神文化；狭义的门诊文化是指门诊组织系统在长期的医疗活动中逐渐形成，并为门诊全体成员共同遵守和奉行的价值观念、基本信念、行为方式和行为准则。门诊文化是在医院文化基础上发展形成的一种群体文化，具有门诊医疗服务的性质和特点，其蕴含的门诊精神是门诊工作的精髓和核心，是门诊医疗服务高质量发展的原动力。如中南大学湘雅二医院的门诊文化"敬业、诚信、创新、感恩"，服务理念"仁德俱全，病友至上；替您着想，为您分忧"，是几代门诊人努力逐步实现的一种文化沉淀。

中南大学湘雅二医院门诊文化释义：

敬业：恪尽职守，精益求精，全心全意为患者服务。

诚信：抱诚守真，言信行果，真诚相待同事和患者。

创新：开拓进取，求索不止，不断创新管理模式和服务内涵。

感恩：饮水思源，感恩怀德，感恩医院与患者。

加强门诊文化建设对提高门诊医务人员整体素质、提高门诊服务质量、塑造门诊良好形象、营造风清气正的医疗环境都有非常重要的意义。

第三节　门诊分诊导医管理模式

　　门诊分诊是指根据患者的主诉及主要症状、体征，初步诊断疾病的轻重缓急及隶属专科，安排救治程序及分配就诊科室。导医是指患者到医院后，医院的医务人员为患者提供的有关就医流程、检查、治疗、交费等各方面服务信息的指导。分诊导医是医院向外宣传的一个窗口，是患者来院就诊的第一个接触者，其服务形象、服务态度、服务质量等直接关系到患者对医院和门诊医务人员的判断和评价，因此，做好分诊导医管理显得尤为重要。当前，各大医院的分诊导医人力资源管理一般分三类：第一类为医院直管，由医院护士担任分诊导医工作，门诊部和护理部双重管理，在组织、管理方面服从门诊部统一安排，业务培训和考核由护理部负责；第二类为医院直管，医院招聘具有护理或医学专业背景的人员从事分诊导医工作，门诊部直接管理，负责分诊导医人员的组织管理和人员调动、考勤、考核等；第三类为第三方公司托管，由第三方公司招聘具有护理或医学专业背景的人员从事分诊导医工作，门诊部负责协调管理、业务培训等，分诊导医入职、离职管理由第三方公司负责。

　　分诊导医管理是门诊管理中的重要部分，强调管理中的职业化、规范化和智能化。①强化分诊导医人员职业化是管理中关键的第一环。上岗前实施岗前培训，定期开展职业培训，提高对从业人员的职业化素养，强化服务行为标准。②在分诊导医服务过程中，要求相关工作人员服务规范化，按规范的工作流程开展工作，并注重服务基本礼仪和行为规范，以提高分诊导医工作质量。③伴随互联网技术的发展和医院门诊电子叫号系统的应用，门诊分诊导医管理逐渐朝着智能化方向发展，构建了智能分诊管理系统，加强了门诊秩序管理，分诊导医人员能有更多的时间给予患者咨询、健康宣教等，以此提升门诊服务水平。高质量的门诊分诊导医管理可以让患者真正享受到温馨、便捷、优质的服务，在门诊这个特定的环境里，分诊导医人员的工作起到了服务患者、塑造形象、宣传医院的作用，做好这项工作将显著提升医院服务质量和社会声誉。

第四节　门诊分诊导医工作的重要性

分诊导医服务是患者就诊过程中的实际需求，也是医院人文服务的具体体现。患者来到医院，期望就医环境舒适，减少不必要的手续，尽早明确诊断，及时得到有效治疗。为满足患者需求，让患者尽快适应医院环境，缩短就医时间，保障就医安全，顺利进行诊疗，设立导医和分诊岗位十分必要。导医、分诊工作的主要作用如下。

一、导医工作的作用

1.引导作用。门诊是患者到医院就诊的第一站，多数患者初到医院，对医院环境、门诊布局和就诊流程不熟悉，特别是老年人、残疾人和文化程度相对较低的人群，很难准确掌握就诊的相关情况，而导医人员对于医院科室的功能分布和职能情况非常清楚，这时就能发挥其导向作用，通过得体、亲切的语言，帮助患者解答疑难，引导患者进行相关手续的办理，节约患者的就医时间，体现医院的人文关怀。

2. 咨询作用。大型综合医院专科分类和科室设置较精细，有的患者难以确定自己的病症应到哪个专科诊治，有的患者虽已预约号源，但希望得到医院医务人员的进一步确认，了解医生的主攻专业方向是否与自己的病症相符合，因此，导医人员需主动解答患者的各项咨询，介绍医院特色、医生专业方向和预约诊疗方式，帮助患者确认号源是否精准，必要时帮助患者重新挂号。另外，导医人员还需要解答患者提出的就诊检查路线、挂号缴费方式、疾病防治常识等问题，有效地向患者提供一些信息，帮助患者在就诊过程中少走弯路，提高就诊效率。

3. 观察作用。门诊部分患者基础疾病多、病情较重，就诊环节多，在就诊过程中就有可能出现病情变化或出现其他突发状况，因此，导医人员需时刻观察患者病情，对病情较重者给予帮助，对病情突变者及时进行应急处置，必要时协助家属将患者送往急诊医学科救治。

4. 安全保障作用。门诊患者来自不同地区，文化层次不同，性格各异，再加上就医心切，患者之间有时会发生不必要的拥挤和争吵。另外，门诊也有可能混入外来的号贩子、医托等非就诊人员。因此，导医人员需注意巡视，加强沟通协调和疏导，保障患者就医安全，同时，联合门诊保安严厉打击号贩子、医托，维护患者权益。

5. 宣传作用。患者来到医院后接触的第一位医务人员是门诊导医人员，导医人员的形象往往能影响患者就诊的心理，微笑服务、着装得体、仪表端庄、文明用语，能够为患者营造舒适的就医氛围，树立医院良好的口碑。因此，导医人员是医院的形象代表，承担着医院窗口形象宣传作用。同时，导医人员应对医院进行宣传，通过口头宣传或发放宣传折页等方式，对门诊患者尤其是初诊患者进行针对性的宣传，宣传内容包括医院特色、医院先进设备和先进技术、专家特长等，帮助患者对医院有一个清楚的认知，提升医院知名度。

6.反馈作用。导医人员是医院联系患者的桥梁，对于患者在就诊过程中提出的意见或建议，做好相应的记录，并且及时将患者的意见反馈给门诊管理部门。对于合理建议，医院应积极改进，进一步提高医院的医疗服务质量。

二、分诊工作的作用

1.预检分诊作用。随着医疗改革的深入和医院信息化建设的发展，预约诊疗已普遍受到患者的认可，大部分患者已经熟悉了先预约号源后再来到医院就诊的流程。然而，预约的号源不一定精准，加上在众多患者中可能个别患者患有传染性疾病，因此，分诊人员对门诊患者进行预检分诊非常必要，尤其是在传染病疫情暴发期间，预检分诊对医院感染的防控起着至关重要的作用。

2.管理作用。门诊诊区患者集中，候诊时间长，容易出现突发情况，因此，分诊人员既是服务者，也是管理者，负责对候诊区域的管理，为患者提供安静、整洁、安全、舒适的候诊环境。同时也应负责对诊室的管理，核实患者身份和号源信息，维持诊疗秩序，有序安排就诊，保持诊室内"一医一患"，保护患者隐私。

3.咨询作用。医生开具检验检查申请单和药物治疗处方后，虽然医生已对患者进行了讲解，但部分患者仍不清楚，尤其是检验检查的注意事项不甚清楚，因此，分诊人员需耐心解答患者的各项咨询，介绍检验检查注意事项，解答基础检验检查结果，告知患者用药注意事项等。

4.助诊作用。让患者得到科学的诊疗，缩短患者在院内等候时间，这既是医院的要求，也是患者的期盼。因此，分诊人员可给予必要的助诊，提前到岗，做好开诊前的准备工作，提前登录各诊区叫号系统，及时补充诊室用品，为待诊的患者测量体温和血压等，以提高门诊医生接诊效率。

5.应急作用。作为分诊人员，一方面，对于众多候诊患者的基本概况应做到心中有数，对年老体弱、重症患者开通应急优先通道，合理优先安排就诊；另一方面注意观察患者的病情变化，随时预防和应对突然发生的各种意外情况。对于患者突发病情变化，如出现突发晕厥、心脏骤停等情况，应迅速反应，必要时协助送往急诊医学科救治。

6.健康宣教作用。由于各自的文化层次不同，门诊患者对自身疾病的知识了解程度不同，部分患者希望能获得一定的健康知识。因此，分诊人员可以利用患者候诊间歇对患者针对性地进行健康宣教，通过口头宣传或发放宣传折页的方式，对门诊患者尤其是初诊患者进行针对性的宣传，帮助患者了解相关疾病知识，指导患者建立健康的生活方式，促进患者早日康复。

7.沟通协调作用。大多数医院的门诊分布较广，分科较细，门诊管理部门难以随时关注到门诊每一个科室的动态，因此，分诊人员的沟通协调和信息的及时反馈尤为重要。如出现患者之间争吵、医生出诊延迟、下班时间点多名患者就诊未完成等情况，分诊人员应第一时间积极沟通协调，并将特殊情况报告给护士长以便协调处理。另外，分诊人员与患者接触时间最长，可随时听到患者的心声，分诊人员可以收集患者的意见与建议，及时反馈给门诊管理部门。

8. 安全保障作用。门诊患者高度集中，人员流动性大，存在较多安全隐患，如周围环境设施破损，患者情绪不稳，号贩子、医托等非就诊人员混入门诊等，因此，分诊人员需时刻提高警惕，加强巡视，保障周围各项设施完好和环境安全；对于情绪不稳的患者，应积极进行沟通协调和心理疏导，必要时提前安排就诊；联合门诊保安严厉打击号贩子、医托，维护患者权益。

第五节　门诊就诊流程

门诊就诊流程即患者到医院就诊的全过程。一般患者门诊就诊流程为预约挂号/挂号—预检分诊—候诊—看诊—缴费—检查、检验—治疗、取药—就诊结束的过程。在当前建设智慧医院的大背景下，智慧门诊的建设使门诊就诊流程不断优化，大大缩短了患者就诊时间。门诊就诊流程见图1-1。

1. 预约挂号。为了保持就诊秩序和建立必要的记录，想要在门诊看病必须挂号。现在，各大医院都在实行预约挂号，具体包括网络、电话、现场窗口、自助机、诊间预约和出院复诊等多种预约挂号方式。另外，医生会保留少量的现场号源给特殊患者，如老年人、残疾人等。患者通过诊疗卡号或身份证可以预约相应

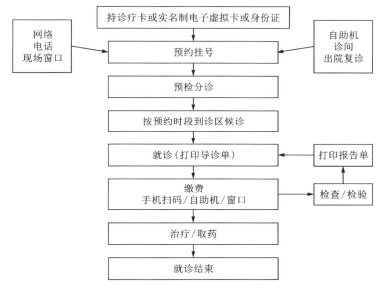

图 1-1　门诊就诊流程图

科室的号源。预约系统的介入改变了以往患者现场挂号看病的流程，形成更加有序、可控的号源管理体系。

2. 预检分诊。门诊分诊导医人员根据患者的症状和体征进行初步诊断，区分病情的轻、重、缓、急及隶属专科，引导患者挂号就诊。在传染病流行期间，所有患者及陪同家属进入门诊楼栋前，均需通过门诊预检分诊通道，按医院要求出示居民健康码和通信大数据行程码，测量体温，分诊人员询问流行病学史，符合要求才可通行。

3. 候诊。患者预约挂号后，按预约时间段到达门诊相应诊区，在各级候诊区安静地候诊，等待叫号。大部分医院已从人工叫号模式转变为电子排队叫号模式，诊区及诊室外的电子屏可显示患者候诊列表，系统自动告知患者就诊信息，患者有序就诊。诊区分诊人员根据情况进行预诊，如测体温、量血压等，遇到急重患者应优先安排就诊。

4. 就诊。就诊是门诊的中心环节。患者到达诊室后，医生向患者或家属询问病史后进行检查，作出初步诊断，必要时由医技科室协助进行检验和检查，确定诊断，医生根据诊断提出诊疗意见。对于需要住院治疗的患者，医生会开具住院证，将患者收住院治疗。涉及多学科的可组织多学科医疗团队进行综合诊疗。基于信息化平台，门诊医生通过医生工作站读取患者信息，可完成诊断、开具电子处方、写电子病历、电子住院证等操作，还可查看检查检验结果，为诊断提供依据。另外，"互联网+医院"的建立，使网上问诊形成一种新的就医模式。主要形式是：线上预诊、线下确诊、线下治疗、线上复诊，包括慢病在线复诊延方、药师在线审方、药品物流配送、居家用药指导、家庭延续护理、院后在线随访等。

5. 缴费。除传统的人工窗口缴费外，由于医院门诊信息化的便利性，医生可选择诊间为患者扣费，患者可通过手机、自助机、窗口等多途径缴费。

6. 检验和检查。医技科室根据门诊医生开具的申请单对患者进行检验和检查。通过智能化医技检查自动预约平台，诊间开具检查单、自助结算与检查预约回执，进入检查。患者知晓注意事项以及做好检查前的准备工作。对于病情紧急的患者，检查、检验科室要优先安排。

7. 治疗、取药。门诊医生开具处方、给出诊疗意见后，患者到药房取药，按医嘱服用药物。部分患者取药以后在门诊治疗室进行治疗。现代化药房已实现了自动化发药，医院 HIS 系统实时与发药系统交互，发药机根据各个发药窗口的忙闲程度以及药品库存分布的实际情况，自动分配取药窗口，实时反馈窗口号给 HIS 系统并显示在电子显示屏上。患者电子显示屏上提示直接到相应窗口取药。

8.就诊结束。患者完成挂号、预检分诊、候诊、就诊、缴费、检查检验、诊断、治疗、取药后离开医院，结束完整的门诊就诊过程。

第六节　门诊环境管理

根据国家卫生健康委员会（简称"国家卫健委"）关于印发三级医院评审标准（2020 年版）的通知内容，要求就诊环境清洁、舒适、安全，急诊与门诊候诊区、医技部门等均要贴有清晰、规范、醒目、易懂的标识等。

一、做好门诊环境的清洁消毒

门诊环境的特点主要是：人流量大，污染频率高。无论是就诊区域还是公共区域、卫生间等，清洁维护的时效性与消毒管理至关重要。在门诊楼栋日常保洁中，保洁人员需做好开诊前、开诊期间、停诊后的清洁与消毒工作。开诊前，采用提前上岗的形式，提前完成大厅、咨询服务台及公共卫生间的清洁与消毒；开诊期间，做好巡视维护清洁与消毒，重点是大厅、门诊咨询点、通道、楼梯地面及卫生间的巡视维护；诊疗工作结束后，保洁人员的重点在诊室、卫生间、大厅及候诊厅的彻底清洁与消毒及公共区域计划清洁与消毒，为第二天的开诊工作做好充分准备。

二、加强门诊诊室的管理

做好开诊前的准备工作，保持诊室整洁。根据诊室物品使用频率，将诊室物品进行定位放置，保障物品准备齐全。如诊疗用物、办公桌上小物件、垃圾桶等均规范摆放位置。根据各科疾病特点不同，各专科诊室为门诊医生配备相应的接诊用特殊器械、设备等物品。将诊室内电脑线路给予整理捆扎，并将电插板上的每个电源插头处标上所属设备的名称，并用不同颜色标识来区分，便于管理。诊室每日清洁消毒，诊疗床单一人一换，及时分类处理医疗废物，定时通风透气。

维持就诊秩序，诊室实行"一医一患"制。医院门诊各诊室医生在诊疗过程中不得有两名或两名以上的患者在同一诊室内等候诊疗，分诊人员应主动提醒医生和患者保持和维护好诊室"一医一患"的工作环境，注意保护患者隐私。

三、营造舒适安全的医疗环境

为了给患者营造出舒适的就医环境，可在门诊诊区摆放绿色植物，不仅能美化环境，还能舒缓患者的紧张情绪。在候诊区或其他公共区域，可以根据空间布局及候诊需求放置较为舒适的座椅，供患者休息。另外，还可为患者提供便民物资，如一次性纸杯、充电器、雨伞等。

同时，门诊部应为员工、患者及家属提供安全的医疗环境，通过培训，增进员工的安全意识与主动参与意识，尽量避免意外伤害的发生。当危害人身安全、设施设备安全、建筑物安全的情况发生时，医院安全保卫部必须采取各种保护措施，并通知相关部门，消除不安全因素。有条件的医院可在诊疗区域等重点部位配备一键报警装置。对于出现的重大不安全情况，必须立刻报告上级行政部门，将损失降到最低。保卫人员需经常巡视门诊诊区，及时发现并制止违法违纪事件，保证广大患者安全就医，严禁号贩子、医托及发放广告者进入诊疗区域。

四、制作清晰规范的门诊标识

医院引导标识是医院现代化建设中不可缺少的重要组成部分。医院标识系统不仅具有指示、引导、美化环境等作用，还能有效地传达医院的文化内涵、精神理念、服务特色等内容。门诊标识根据其指示功能的不同而分为一级导向标识牌、二级导向标识牌、三级导向指示牌。①一级导向标识是指患者进入医院院区后，引导患者进入各个单体目标建筑的导向信息。一级导向标识系统基本为户外标识，如医院名称标识、医院总平面图等。②二级导向标识是指患者进入某一单体建筑或某一楼层后，能引导患者迅速到达就医科室的导向信息，如楼层索引标识、科室指引标识等。③三级导向标识是指具体房间的功能性说明标识，为最小单位，如诊疗科室牌、无障碍设施牌、安全类警示牌等。在制作门诊标识过程中，要求规范、清楚、醒目、易懂。对整个门诊标识系统进行统一管理、统一制作，保证整齐划一。通过三级导向牌的设置，使门诊标识系统功能完善、内容温馨，给患者以安全感、舒适感和信任感，给医务人员以归属感。

第二章

门诊分诊导医管理制度

第一节　管理制度制订的原则与重要性

制度是指一个组织内大家共同遵守的行为规范，是将原则性内容加以条理化，以原则为标准使之可行，并需要大家共同遵守的法则。制度对实现工作的规范化、管理方法的科学化起着重大的作用。

分诊导医管理制度是门诊管理制度中的一项重要内容，在制订分诊导医管理制度时，应根据国家卫健委有关文件精神，以患者为中心，结合医院实际情况，借鉴和参考其他医院的门诊管理经验来进行制订。制度制订时需考虑实操性，制度应该是门诊分诊导医人员长期工作的经验总结，是分诊导医人员开展各项工作的实践标准。健全的管理制度可以让分诊导医人员工作有章可循，规范分诊导医工作中的日常工作行为，充分调动分诊导医人员的工作积极性。

第二节　管理制度

一、门诊导医工作制度

1. 遵守医院规章制度，按时上班，坚守岗位，不离岗，不串岗，不闲谈，不做与工作无关的事情。

2. 树立"以患者为中心"的服务理念，严格遵守门诊导医岗位服务规范，按照医院规定统一着装，做到仪表端庄、语言文明、行为规范。

3. 认真学习门诊相关业务知识，掌握医院概况、门诊布局、门诊各专科出诊情况、门诊就诊流程、常见病症分诊、门诊检验检查注意事项、门诊常用急救技术、常见突发事件应急预案和传染病防控知识。

4. 执行首问负责制，落实门诊导医岗位职责，做好健康教育工作，持续改进患者就医体验，提高门诊患者的满意度。

5. 加强门诊环境管理，保障门诊就医环境整洁、舒适、安全。

二、门诊分诊工作制度

1. 遵守医院规章制度，按时上班，坚守岗位，不离岗，不串岗，不闲谈，不做与工作无关的事情。

2. 树立"以患者为中心"的服务理念，严格遵守门诊分诊岗位服务规范，按照医院规定统一着装，做到仪表端庄、语言文明、行为规范。

3.认真学习门诊相关业务知识，掌握医院概况、门诊布局、门诊各专科出诊情况、门诊就诊流程、常见病症分诊、门诊检验检查注意事项、门诊常用急救技术、常见突发事件应急预案和传染病防控知识。

4.执行门诊预检分诊制度，做好传染病防控工作。

5.执行门诊患者身份识别制度，实行实名制预约诊疗。认真核对患者信息，身份不符者不予接诊。

6.认真维持好诊疗秩序，非诊疗人员不得进入诊室，严格加号管理。根据分时段预约号和疾病的轻重缓急依次安排就诊，正确分流患者。

7.执行首问负责制，落实门诊分诊岗位职责，持续改进患者就医体验，提高门诊患者的满意度。

8.诊室实行"一医一患"制，保护患者隐私。

9.熟练掌握本专科常见疾病知识，根据不同季节和专科特点做好健康教育工作。

10.加强门诊诊区环境管理，保障门诊就医环境整洁、舒适、安全。

三、门诊诊区管理制度

1.加强诊区日常管理，每日巡查，发现问题及时解决。

2.定期组织对门诊诊区、医技科室的药品、耗材、物品、仪器设备等进行检查，对存在的问题及时反馈，持续改进。

3.诊室管理安全责任到人，各诊区水、电、门窗由专人负责，加强门诊安全巡查，确保门诊安全。

4.加强诊室及诊区平面卫生和地面卫生的保洁与消毒管理工

作，确保门诊洁净。

5.非诊疗患者不得进入诊室。当遇到患者不遵守诊疗秩序的行为时，门诊医务人员立即通知安全保卫部和门诊部，由安全保卫部协助维持秩序，门诊部协调处理突发事件。

6.加强门诊秩序管理，主动识别和劝离号贩子、医托，严厉制止号贩子、医托与患者交易，维护公平有序的就医环境。

四、首问负责制度

1.对于门诊患者提出的问题，应热情、耐心、准确地给予答复，不得推诿敷衍。

2.在回答门诊患者的询问时，严禁使用"不知道""不清楚""到XXX科自己找"等服务禁语或用手势表示回答。

3.对于门诊患者提出的问题，如需要两个科室共同协调方能解决的，由先行接待的科室负责与其他相关科室协调，相关科室要积极配合。

4.在服务过程中，如因工作程序或某个工作环节出现差错，应由发现问题的工作人员帮助查询和解决，不得指示门诊患者自行盲目查询。

5.遇到疑难问题或门诊患者对服务不满意时，工作人员应逐级向上反映，及时疏导、化解矛盾，尽量让门诊患者满意。

6.工作人员确因工作无法脱离而又不能准确答复问题时，要耐心解释，并准确地告诉门诊患者应去有关部门询问，让患者少走弯路。

五、门诊患者身份识别制度

1. 实行实名制就诊,门诊患者统一使用本人身份证建卡、挂号,正确输入患者信息。身份证和诊疗卡为门诊就诊患者身份识别的标志。

2. 在实施任何诊疗活动前,工作人员读取诊疗卡信息后,须再次与患者或家属沟通确认就诊患者身份,以确保对正确的患者实施正确的诊疗活动。

3. 严格执行查对制度,准确识别患者身份,身份不符者不予接诊。在进行各项诊疗、护理活动中,至少还须同时使用姓名、性别或年龄中的两项来确认患者身份。

4. 各诊区分诊人员分诊时认真核对患者诊疗卡、预约信息及病历封面上的基本信息(姓名、性别、年龄、职业、地址、药物过敏史及联系电话),了解患者基本病情并准确分诊。

六、门诊预约诊疗工作制度

1. 成立预约诊疗工作小组,指定专人负责。

2. 实行实名制预约挂号就诊,凭本人身份证办理诊疗卡。

3. 固定预约挂号周期和放号时间,公布预约挂号方式、注意事项和门诊医生排班信息。

4. 预约挂号资源包括:特需专家、国际医疗门诊专家、知名专家、主任医师、副主任医师、普通门诊医师等。每张诊疗卡限制每天预约号源数。

5. 实行分时段预约挂号就诊。预约成功后,就诊当日按照预约时段到各门诊诊区报到就诊。

6. 预约成功后，如医生因特殊原因不得不停诊、替诊，医院应在第一时间通知患者。

7. 不能按时就诊者可在规定时间、用规定方式办理退号退费手续，就诊当日原则上不予退号。

8. 规范出诊医生管理，按照医疗工作排班表出诊，出诊时间相对固定，停诊或改诊需提前一周报门诊部批准。

9. 老年人、残疾人挂号可由其亲属帮助处理；未挂到号来院就诊的老年人、残疾人可以享受医院就医"绿色通道"。

七、门诊医患沟通制度

1. 采取"一对一"医患诊疗沟通模式。门诊医生在接诊患者时，应根据患者的既往病史、现病史、体格检查、辅助检查等对疾病作出初步诊断，提出诊疗方案。

2. 门诊医务人员必须掌握好医患沟通的技巧与方法。与患者沟通时，应注意根据患者的年龄、身份、职业、文化程度等情况，选择适当的语言，避免使用模棱两可、同音异义或特别专业的术语，以免患者产生歧义或不理解，杜绝生、冷、硬、顶、推现象。

3. 接诊时不准吸烟，不准接打手机，耐心倾听患者的叙述，使患者感到自在和安全，享有充分的发言权。

4. 门诊医生应主动征求患者意见，争取患者对各种医疗处置的理解。告知患者各项检查、治疗的相关事项，解答患者相关疑问，指导患者建立健康的生活方式，明确复诊时间。必要时将沟通内容记录在门诊病历上。

5. 设立门诊意见箱，随时收集患者对医院门诊服务的意见与建议，针对患者提出的意见与建议积极改进。

八、门诊健康教育制度

1.门诊部有计划、有组织地指导门诊各科开展健康教育工作。

2.门诊各科要根据患者及家属的不同需求，在诊疗过程中有针对性地开展健康教育工作。

3.门诊医护人员对患者进行诊治的同时应适时根据其所患疾病，围绕该疾病的病因、病程、治疗及预后等进行多种形式的个体化健康教育。

4.门诊医生应将健康教育的主要内容及治疗记录在病历中，并开出健康教育处方；分诊导医人员应引导患者按照就医程序正确就诊，解答患者的各种疑问，向患者或其家属发放相关健康教育宣传资料。

5.门诊大厅和各专科候诊室应设置健康教育宣传专区，设立健康教育资料点，资料免费取阅，保证各种资料齐全；安装健康宣教播放设备，循环播放健康宣教内容。

6.门诊分诊导医人员要利用候诊时间，向患者进行专科知识宣教，介绍专科专家特色、特长，宣教时应做到语言通俗易懂，方式多种多样，以提高宣教效果。

7.根据患者、家属及社区居民的健康需求，定期举办专题健康知识讲座。

九、门诊患者突发疾病抢救工作制度

1.门诊患者病情突然加重或心脏骤停时，第一目击医务工作者立即就地抢救，同时进行呼救，联系急诊医学科和相关专科的上级医生参与抢救，并通知急诊医学科做好转入准备。

2.门诊部主任或门诊诊区负责医生、护士长负责组织和指挥。参加抢救的医护人员要以高度的责任感，全力以赴、紧密配合开展抢救。

3.参加抢救的医护人员应根据病情抢救程序及时给予力所能及的抢救措施，如吸氧、测量血压、建立静脉通道、人工呼吸、胸外心脏按压（包括电除颤）等，边抢救边转运至急诊医学科，以便进一步采取有效的诊疗手段。将患者转运至急诊医学科后，应跟当班医护人员做好交接。

4.抢救过程中严密观察病情变化，做好抢救记录，并记录好准确的抢救时间。

5.需及时向患者家属或代理人讲明病情，充分履行告知义务，以取得家属或代理人的理解和配合。

6.因情况紧急需下口头医嘱时，护理人员执行医嘱前应复诵一遍，并与医生校对药品，然后才能执行，6小时内医生据实补录医嘱，防止发生差错事故。

7.各种抢救器材、药品使用以后及时清理、消毒、补充，物归原处，以备再用。

8.抢救器材及药品定人管理，定位放置，定量储存，定期检查。医护人员必须熟练掌握各种器械、仪器设备的性能及使用方法。

十、门诊投诉管理制度

1.门诊患者或家属对医院门诊提供的医疗服务及环境设施等方面不满意，以来信、来电、来访等方式反映问题，提出意见、要求的，均属门诊投诉处理范围。

2.在门诊显要位置公布投诉途径、投诉地点和投诉电话，设置投诉指引牌，鼓励患者投诉。

3.门诊投诉处理贯彻"以患者为中心"的理念，遵循合法、公正、及时、便民的原则，做到投诉有接待；处理有程序、有结果、有反馈；责任有落实。

4.门诊医务人员在医疗活动中应严格遵守各类行政法规、医院的规章制度和诊疗护理常规，尽量避免投诉发生。

5.门诊投诉管理实行"首诉负责制"，门诊诊区/科室、门诊医务人员不得以任何理由推诿投诉人。对于能够当场协调处理的投诉，应尽量当场协调解决；不能当场解决的投诉，由门诊接待室或医院投诉接待中心受理解决。

6.门诊诊区/科室、门诊医务人员接到投诉时，应安抚患者情绪，了解事情经过和患者诉求，在工作范围内解决患者的合理诉求。

7.门诊诊区/科室、门诊医务人员不能解决的投诉，带领患者或家属到门诊接待室协调处理。门诊接待室接待人员应耐心听取患者或家属反映的情况，联系相关科室核实、协调，尽早解决患者合理诉求；对患者或家属提出的合理化意见与建议，应予以重视，认真做好记录，并及时向门诊部主任或护士长汇报。

8.门诊接待室不能协调解决的投诉，提交医院投诉接待中心进一步协调处理，门诊部积极配合，并跟踪处理结果。

9.门诊接待室建立门诊投诉登记本，每一起投诉均详细记录，并及时反馈给相关科室负责人。

10.门诊部定期总结门诊投诉情况，分析原因，及时整改，对投诉多、负面影响大的科室和医务人员上报医院处理,并通过会议、医疗通讯、微信工作群等形式进行通报。

十一、临床检验危急值报告制度

1. "危急值"是指当这种检验结果出现时,表明患者可能正处于有生命危险的边缘状态,需要临床紧急处理。医生及时得到检验结果,迅速给予患者有效的干预措施或治疗,最大限度地维护患者的生命安全。

2. 报告项目及具体数值(表2-1至表2-7)。

表 2-1 普通科室危急值报告项目及具体数值

项目名称	单位	低值	高值	备注
白细胞计数	$\times10^9/L$	2.5	30	
血小板计数	$\times10^9/L$	50		
血红蛋白	g/L	50	200	
血球压积	%	15	60	
PT	s		30	抗凝治疗时
APTT	s		70	
血糖	mmol/L	2.2	22.2	
血钾	mmol/L	2.8	6.2	
血钠	mmol/L	120	160	
血钙	mmol/L	1.5	3.5	
总胆红素	μmol/L		307.8	
血淀粉酶	U/L		300	

续表2-1

项目名称		单位	低值	高值	备注
尿淀粉酶		U/L		2400	
血气分析	pH		7.25	7.55	动脉血
	PCO_2	mmHg	20		动脉血
	PO_2	mmHg	45		动脉血
	HCO_3 act	mmol/L	10	40	动脉血
	氧饱和度	%	75		动脉血
血培养				阳性	
脑脊液培养				阳性	
痢疾、伤寒、副伤寒、霍乱				阳性	

表2-2 血液内科危急值报告项目及具体数值

项目名称	单位	低值	高值	备注
白细胞计数	$\times 10^9/L$	1.0	80	首次需报危急值
血小板计数	$\times 10^9/L$	20		首次需报危急值
血红蛋白	g/L	60		首次需报危急值
纤维蛋白原	g/L	1.0		
异常早幼粒细胞			发现	首次需报危急值
破碎红细胞	%		2%	首次需报危急值
PT	s		30	
APTT	s		70	
血糖	mmol/L	2.2	22.2	
血钾	mmol/L	2.8	6.2	

续表2-2

项目名称		单位	低值	高值	备注
血钠		mmol/L	120	160	
血钙		mmol/L	1.5	3.5	
总胆红素		μmol/L		307.8	
血淀粉酶		U/L		300	
尿淀粉酶		U/L		2400	
血气分析	pH		7.25	7.55	动脉血
	PCO$_2$	mmHg	20		动脉血
	PO$_2$	mmHg	45		动脉血
	HCO$_3$act	mmol/L	10	40	动脉血
	氧饱和度	%	75		动脉血
血培养				阳性	
脑脊液培养				阳性	
痢疾、伤寒、副伤寒、霍乱				阳性	

表 2-3 肾病内科危急值报告项目及具体数值

项目名称	单位	低值	高值	备注
白细胞计数	×10^9/L	2.0	30	
血小板计数	×10^9/L	30		
血红蛋白	g/L	60	200	
PT	s		30	抗凝治疗时
APTT	s		70	
血糖	mmol/L	2.2	22.2	

续表2-3

项目名称		单位	低值	高值	备注
血钾		mmol/L	2.8	6.5	
血钠		mmol/L	120	160	
血钙		mmol/L	1.5	3.5	
总胆红素		μmol/L		307.8	
血淀粉酶		U/L		300	
尿淀粉酶		U/L		2400	
CO_2CP		mmol/L	13		
血气分析	pH		7.25	7.55	动脉血
	PCO_2	mmHg	20		动脉血
	PO_2	mmHg	45		动脉血
	HCO_3act	mmol/L	10	40	动脉血
	氧饱和度	%	75		动脉血
血培养				阳性	
脑脊液培养				阳性	
痢疾、伤寒、副伤寒、霍乱				阳性	

表 2-4　普外器官移植科危急值报告项目及具体数值

项目名称	单位	低值	高值	备　注
白细胞计数	$\times 10^9/L$	2.0	30	
血小板计数	$\times 10^9/L$	25		
血红蛋白	g/L	50	200	

续表2-4

项目名称	单位	低值	高值	备　注
血球压积	%	15	60	
PT	s		30	抗凝治疗时
APTT	s		60	
血糖	mmol/L	2.2	22.2	
血钾	mmol/L	2.8	6.2	
血钠	mmol/L	120	160	
血钙	mmol/L	1.5	3.5	
总胆红素	μmol/L		400	
直接胆红素	μmol/L		300	
血淀粉酶	U/L		300	
尿淀粉酶	U/L		2400	
血气分析 pH		7.25	7.55	动脉血
血气分析 PCO_2	mmHg	20		动脉血
血气分析 PO_2	mmHg	45		动脉血
血气分析 HCO_3 act	mmol/L	10	40	动脉血
血气分析 氧饱和度	%	75		动脉血
血培养			阳性	
脑脊液培养			阳性	
痢疾、伤寒、副伤寒、霍乱			阳性	

表 2-5　感染科危急值报告项目及具体数值

项目名称	单位	低值	高值	备注
白细胞计数	$\times 10^9/L$	2.5	30	首次需报危急值
血小板计数	$\times 10^9/L$	50		首次需报危急值
血红蛋白	g/L	50	200	
PT	s		30	抗凝治疗时
血糖	mmol/L	2.2	22.2	
血钾	mmol/L	2.8	6.2	
血钠	mmol/L	120	160	
血钙	mmol/L	1.5	3.5	
血淀粉酶	U/L		300	
尿淀粉酶	U/L		2400	
血气分析　pH		7.25	7.55	动脉血
血气分析　PCO_2	mmHg	20		动脉血
血气分析　PO_2	mmHg	45		动脉血
血气分析　HCO_3 act	mmol/L	10	40	动脉血
血气分析　氧饱和度	%	75		动脉血
血培养			阳性	
脑脊液培养			阳性	
痢疾、伤寒、副伤寒、霍乱			阳性	

表 2-6 儿童血液专科危急值报告项目及具体数值

项目名称		单位	低值	高值	备注
白细胞计数		$\times 10^9/L$	0.3	50	
血小板计数		$\times 10^9/L$	20	600	
血红蛋白		g/L	60	200	
血球压积		%	15	60	
纤维蛋白原		g/L	1.0		
抗凝血酶Ⅲ活性		%	40		
PT		s		30	抗凝治疗时
APTT		s		70	
血糖		mmol/L	3.0	22.2	
血钾		mmol/L	3.5	6.2	
血钠		mmol/L	120	160	
血钙		mmol/L	1.5	3.5	
总胆红素		μmol/L		307.8	
血淀粉酶		U/L		135	
尿淀粉酶		U/L		1200	
血气分析	pH		7.25	7.55	动脉血
	PCO_2	mmHg	20		动脉血
	PO_2	mmHg	45		动脉血
	HCO_3 act	mmol/L	10	40	动脉血
	氧饱和度	%	75		动脉血
血培养				阳性	
脑脊液培养				阳性	
痢疾、伤寒、副伤寒、霍乱				阳性	

表 2-7　新生儿科危急值报告项目及具体数值

项目名称	单位	低值	高值	备注
白细胞计数	$\times 10^9/L$	5.0	30	
血小板计数	$\times 10^9/L$	50		
血红蛋白	g/L	70	200	
血球压积	%	21	60	
PT	s		25	
APTT	s		65	
血糖	mmol/L	2.6	7.0	
血钾	mmol/L	3.5	5.5	
血钠	mmol/L	130	150	
血钙	mmol/L	1.8	3.5	
总胆红素	μmol/L		307.8	
血淀粉酶	U/L		300	
尿淀粉酶	U/L		2400	
血培养			阳性	
脑脊液培养			阳性	
胃液培养			阳性	
痰培养			阳性	
痢疾、伤寒、副伤寒、霍乱			阳性	

3.报告程序。所有危急结果，均由检验科内具有相关资质的人员审核后方可向临床报告，采取电话和网络相结合的报告方式，报告后应在《检验危急值结果登记本》上记录患者姓名、门诊诊疗号、检验时间、检验项目、检验结果、处置情况等信息。

4.医生接到危急值的电话报告后应及时识别，若与临床症状不符，要关注样本的留取是否存在缺陷，如有需要，应立即重新留取标本进行复查。如结果处于危急值范围，医生应立即对患者进行针对性处理，并在病历上做好记录。

第三章

门诊分诊导医岗位职责

第一节　岗位职责的概念与明确岗位职责的目的

　　岗位职责是指一个岗位所要求的需要去完成的工作内容以及应当承担的责任范围。岗位是组织为完成某项任务而确立的，由工种、职务、职称和等级内容组成。职责是职务与责任的统一，由授权范围和相应的责任两部分组成。

　　明确分诊导医岗位职责可以最大限度地实现劳动用工的科学配置，明确工作范围和服务范围；可以有效地防止工作内容重叠，提高工作效率和工作质量；可以规范工作行为，是组织考核的依据之一。对分诊导医岗位职责进行合理有效的分工，可促使分诊导医明确职责，履职到位，更好地完成岗位工作任务。

第二节 岗位职责

一、门诊护士长岗位职责

1. 在护理部主任和门诊部主任的领导下、科护士长的指导下进行工作。

2. 根据护理部和门诊部的工作计划，制订工作计划，付诸实施。

3. 及时做好上传下达，按时布置和完成医院工作任务。定期向护理部/科护士长、门诊部汇报，提供准确信息。

4. 坚持"以患者为中心"的服务理念，负责诊区门诊医生、护士和分诊导医人员的管理，合理安排人力，实施优质服务。

5. 经常巡视诊区，掌握诊区动态，对诊区工作全面了解，维护诊区就诊秩序。

6. 负责检查护理质量和服务质量，督促诊区工作人员严格执行各项规章制度和技术操作规程。

7. 收集就诊患者及家属意见，积极改善诊区工作，优化就医流程，提高患者满意度。

8. 制订学习计划和培养目标，定期组织业务学习，负责安排诊区护生的见习和实习，并指定有经验和教学能力的护师及以上职称人员担任教学工作。

9. 负责新进人员培训，定期组织分诊导医人员进行服务礼仪、分诊知识等知识培训，提高业务能力，提升服务形象。

10. 建立健全考核与奖惩制度，根据诊区工作人员的业务能力、工作难易程度、工作量、工作质量、患者满意度等要素进行绩效考核。

11. 每月对分诊导医人员和门诊志愿者的劳动纪律、服务质量、出勤情况进行考核。

12. 协助处理门诊诊疗相关投诉，对投诉进行分析，提出改进建议并实施。

13. 负责门诊公共区域等国有资产的管理；负责诊区药品、物品和仪器设备监管，遇有损坏或遗失应督促查明原因，并提出处理意见。

14. 督促检查保安、保洁员做好诊区安全保卫与保洁工作。

二、门诊导医组长岗位职责

1. 在护士长的领导下开展工作。履行对导医人员的管理职责，负责导医人员日常工作的协调、分配、监督和管理工作，对导医人员专业知识、服务沟通技巧进行指导。

2. 严格执行医院规章制度，主动做好医护间、科室间的协调配合，发挥导医人员在医患之间的"桥梁"与"纽带"作用。

3. 根据医院和门诊部工作计划，制订导医组工作计划并付诸实施，按期做好总结。根据业务量的大小统筹安排每周工作，合理调配不同岗位导医的工作范围和地点；负责导医和门诊志愿者的工作安排。

4. 做好上传下达，按时布置和完成门诊部交代的工作任务。

5. 负责安排导医组成员不定时巡视门诊动态，关注门诊就医秩序、卫生状况、自助设备运行、突发事件发生等情况，及时进行汇报和处理；协调和解决门诊发生的矛盾与投诉；维持门诊大厅就诊秩序，树立良好的医院窗口形象。

6. 每天进行班前点评，督促检查导医人员的日常行为规范；每周召开小组例会，总结工作，提出要求，持续改进并做好效果评价。

7. 协助做好门诊安全保卫工作，发现疑似号贩子、医药代表等非诊疗人员，立即报告安全保卫部和门诊部。

8. 指导门诊保洁员做好保洁工作，文明劝导吸烟，为患者提供安静、舒适、安全的就诊环境。

三、门诊导医岗位职责

1. 在护士长的领导下开展工作。

2. 热情接待患者，主动询问患者挂号就诊情况，协助患者使用自助设备和报到机并正确引导就诊地点。

3. 负责对患者咨询进行解答，介绍预约诊疗方式、就诊环境、就医流程等。

4. 正确指导患者挂号、就诊、检查、取药路线，帮助患者顺利完成门诊诊疗；做好健康教育工作，免费发放健康宣教资料。

5. 提供便民服务，主动为老年人提供咨询、助老器具（如轮椅、平车、老花眼镜、放大镜、助听器等）借用等综合服务；搀扶年老体弱、行动不便的患者到诊室就诊，合理安排优先诊疗，必要时全程陪同；对病情突变患者及时进行应急处置，对用担架抬来的急危重症患者，立即协助护送至急诊医学科就诊。

6. 维护门诊秩序，注意观察门诊动态，协助做好门诊安全保卫工作，发现疑似号贩子等非诊疗人员，立即报告安全保卫部和门诊部。

7. 指导门诊保洁员做好保洁工作，文明劝导吸烟行为，为患者提供良好的医疗环境。

四、门诊分诊组长岗位职责

1. 在护士长领导下开展工作。履行对分诊人员的管理职责，负责分诊人员日常工作的协调、分配、监督和管理工作，对分诊人员专业知识、服务沟通技巧进行指导。

2. 严格执行医院规章制度，主动做好医护间、科室间的协调配合，发挥分诊人员在医患之间的"桥梁"与"纽带"作用。

3. 根据医院和门诊部工作计划，制订分诊组工作计划并付诸实施，按期做好总结。负责分诊工作安排，根据业务量的大小，统筹安排每周工作，合理调配不同岗位分诊的工作范围和地点。

4. 做好上传下达，按时布置和完成门诊部交代的工作任务。

5. 经常巡视诊区，掌握诊区动态，关注门诊就医秩序、卫生状况、自助设备运行、突发事件发生等情况，及时进行汇报和处理；协调和解决门诊诊区发生的矛盾与投诉。

6. 每天进行班前点评，督促检查分诊人员的日常行为规范；每周召开小组例会，总结工作，提出要求，持续改进并做好效果评价。

7. 协助做好门诊安全保卫工作，发现疑似号贩子、医药代表等非诊疗人员，立即报告安全保卫部和门诊部。

8. 指导门诊保洁员做好保洁工作，文明劝导吸烟，为患者提供安静、舒适、安全的就诊环境。

五、门诊分诊岗位职责

1. 在护士长的领导下开展工作。

2. 熟悉门诊医生出诊动态，提前30分钟到岗，做好开诊前的准备工作。提前登录各诊区叫号系统并确保叫号系统正常运行。

3. 落实预检分诊制度，对传染病患者指导到感染科就诊，做好消毒隔离工作。

4. 认真核对患者信息，落实实名制预约诊疗，身份不符者不予接诊。

5. 维持诊疗秩序，根据分时段预约号依次安排就诊。对当天看检验检查结果的复诊患者按先后顺序安排就诊；对一周内看检验检查结果的复诊患者，及时与门诊医生协商后在叫号系统终端完成复诊报到，协助患者顺利复诊。

6. 密切观察候诊患者的病情变化，对于危急重症患者进行简单病情评估后，按疾病轻重缓急依次在叫号系统终端开通优先通道，及时安排就诊，必要时护送到急诊医学科进行救治；对老弱病残孕患者主动提供便利就医服务，优先安排就诊。

7. 主动巡视诊区，热情接待就诊患者。询问患者挂号就诊情况，协助患者正确使用报到机并引导就诊地点；指导患者正确填写门诊病历封面，合理应用专业知识回答和解决患者提出的问题；及时解决患者就诊过程中遇到的各种困难，沟通协调好患者之间出现的争端。

8. 做好健康教育工作，免费发放健康宣教资料；告知门诊患者检验检查注意事项，指导患者顺利完成门诊诊疗。

9. 加强与门诊医生沟通，诊室内做到"一医一患"，做好患者隐私保护。

10.定期检查叫号系统、报道机是否正常运行，及时更换报道机打印纸；定期检查所分管诊室所需物品是否齐全，保证正常供应；下班前整理、清洗、补充各项诊室用品，做好第二天开诊前的准备工作；关好水电、空调、门窗。

11.指导门诊保洁员做好保洁工作，对吸烟者进行文明劝导，为患者提供良好的医疗环境。

六、门诊电话预约/咨询组长岗位职责

1.在护士长领导下开展工作。负责电话预约/咨询人员的管理工作。

2.制订工作计划和目标，带领电话预约/咨询人员全面完成各项工作任务，提升服务质量。

3.提交电话预约咨询室的各项工作需求，并督促各项工作的落实；及时向门诊护士长汇报工作。

4.负责各项物资的保管、领用及登记。

5.负责平台故障报送，及时与技术人员沟通，解决平台故障。

6.负责电话预约/咨询人员每周排班，根据预约需求实行弹性排班。负责电话预约咨询人员出勤登记。

7.负责统计每月预约挂号量、每日电话预约咨询量及未接来电量。

8.负责电话预约/咨询人员岗前培训、电话录音质量抽检结果的统计及分析，每周组织召开电话预约/咨询人员例会，提出改进建议并实施。

七、门诊电话预约/咨询岗位职责

1. 根据患者病症精准分诊，按照患者需求完成预约挂号。

2. 提供预约挂号指导，耐心告知患者预约挂号方式、操作流程、预约时间等。

3. 接听门诊患者电话，耐心解答患者咨询，咨询内容包括疾病分诊、医生出诊时间、挂号信息查询、医生因故停诊事项及门诊相关业务。

4. 及时处理预约挂号出现的问题，做好患者解释工作。

5. 下班前关好水电、空调、门窗，确保安全。

第四章

门诊分诊导医服务规范

第一节　服务规范的概念与总体要求

孟子曰："不以规矩，不能成方圆；不以六律，不能正五音"。一次服务过程失范，可能不会造成严重后果，但在医疗服务过程中不规范服务行为，就可能引起医务人员服务行为的异化，导致医患矛盾激化甚至医疗事故的发生。分诊导医服务规范是指分诊导医人员在工作过程中共同遵守的行为准则，分诊导医人员以这些行为准则为工作准绳。

分诊导医服务规范包括：着装规范、仪表规范、语言规范、行为规范、环境规范。总体要求着装得体、仪表端庄、语言亲切、行为标准、环境整洁。分诊导医人员规范化的服务行为，能够保障医疗工作的顺利开展，其表露的职业形象、专业素质直接折射医院在社会的形象，有利于提高患者的再就诊意愿和患者对医院的满意度。

第二节 服务礼仪

礼仪是人们在社会交往中形成并应当遵守的行为规范与准则，它既为人们所认同，又为人们所共同遵守，是建立在和谐关系的基础上，符合客观要求的行为准则和规范的总和。医院服务礼仪是医务人员必备的素质和基本条件，出于对患者及家属的尊重与友好，医务人员在工作中要注重仪容、仪表、仪态等方面的礼仪规范。分诊导医人员是门诊患者和家属最早接触的医务人员，自觉地遵循礼仪规范，能使医患双方的感情得到良好的沟通，从而获得患者及其家属的理解和尊重。

一、仪容礼仪

患者与医务人员接触时，首先关注的角度是自己的平视角，而这一视角抓取眼球的就是医务人员的发型。医务人员的发型要符合大方、得体、简约的原则，头发应勤于梳洗、无异味，长发要盘起或戴网罩，不戴夸张的头饰，前额头发不得高于帽，前不过眉，后不过肩，不宜披头散发，尤其不要染成自然发色以外的颜色，也不要过多地使用啫喱水等。面部妆容自然端庄，提倡化淡妆，切勿浓妆艳抹。耳饰仅限于耳钉，不佩戴夸张的耳环。手部要注意保洁，勤洗手，不留长指甲，不涂有色指甲油，不佩戴首饰。

二、仪表礼仪

1. 面部表情。表情主要体现在眼神和笑容等方面，能客观反映人内心的感受，是情绪的自然流露，也是对"此时无声胜有声"的完美诠释。与患者沟通时，面部表情应自然柔和，双眼平视对方，目光注视范围为嘴唇至眼睛，注意注视部位的交替，切忌目不转睛地盯于一处。微笑发自内心，嘴角微微上翘，可不露齿或露出八颗牙齿，不发出较大笑声。

2. 着装搭配。分诊导医人员着装搭配应当体现出个人的职业特点和专业素养，有利于提升自身在医院的良好形象。工作服应清洁、平整，衣扣整齐，衣兜内用物不宜过多，不得将工作服长袖挽起；内衣领不外翻，内衣大小不得超出工作服；着裙装时，穿肉色长袜或白色长裤；工作鞋鞋面清洁、无破损，趾不露；口鼻罩清洁，佩戴正确，不得挂于下巴或胸前。

三、仪态礼仪

1. 站姿。站姿（图4-1）是医务人员最基本也是最常使用的一种静态形体举止。人们常用"站有站相""站如松"等来评价一个人站姿的基本礼仪修养。具体而言，站立时保持身体垂直，两脚呈V型，重心稳定，挺胸、收腹、抬头、双肩保持水平放松，双臂自然下垂或在胸前交叉，眼睛平视，面带笑容，整体呈现出端庄、大方而有力度。

2. 走姿。走姿（图4-2）是医务人员常见的一种动态姿势。行走时抬头挺胸，双肩放松；步行平衡、协调、轻而稳；两眼平视，精神饱满；自然摆臂，脚步自如；行走靠右，与他人相遇时稍有停步、侧身立于右侧,点头微笑,主动让路。

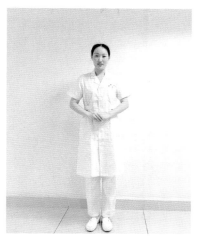

图 4-1 站姿

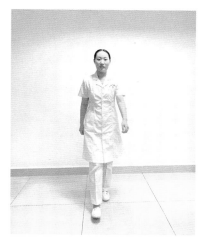

图 4-2 走姿

3. 坐姿。坐姿(图 4-3)是一种非常优雅漂亮的身体造型,也是医务人员在工作场所采用较多的静态姿势。入座讲究左进左出原则,入座时轻柔和缓,行至椅子前方,右脚后撤半步,捋平衣摆,轻轻坐下,背部挺直,放松双肩,两膝自然并拢,大腿与上身成 90°,小腿与大腿成 70°至 90°;双手自然放在膝盖上或椅子扶手上;离座时应自然稳当,右脚后撤半步,而后直立站起,起身动作轻缓,不可猛起猛出,尽量不要发出声响。

4. 蹲姿。下蹲时(图 4-4)保持一条腿在前,另一条腿在后,前脚完全着地,后脚脚跟提起,维持身体平衡,手背捋平衣摆,从容下蹲。下蹲拾物时,站于所取物品的左侧,先后移右脚半步,左手整理衣服,两腿合力支撑身体,挺胸收腹,臀部向下,侧身缓缓下蹲，拾起物品，起身，调整重心，收回右脚。

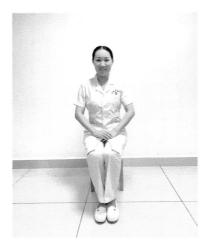

图 4-3　坐姿

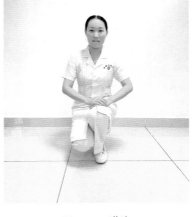

图 4-4　蹲姿

四、问候礼仪

问候是敬意的一种表现，态度上一定要注意积极主动，热情大方。根据问候的场合不同可分为以下两种：

1. 点头礼。点头礼（图 4-5）适用于近距离打招呼，遇到同事或患者可行点头礼，行点头礼时向下轻轻点头，自然微笑，目视对方，目光与对方交流，配以问候语，如"您好""早上好"等。

2. 鞠躬礼。鞠躬礼（图 4-6）是指在站姿基础上，双手自然放于腹前，右手覆于左手之上，下身保持不动，上身以腰为轴平直向前倾 30°，目光注视于前方，保持 3 秒钟。

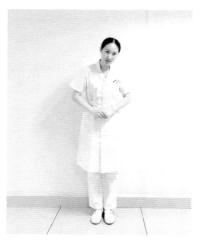

图 4-5 点头礼

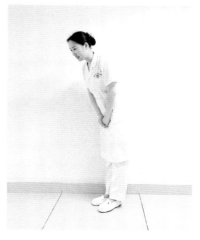

图 4-6 鞠躬礼

五、指引礼仪

从一个简单的手势中可以表达自己的情感和想法，给自己的良好形象加分，医务人员常用的规范指引手势有以下几种：

1. 直臂式手势。直臂式手势（图 4-7）主要用来引领较远的方向。五指伸直并拢，屈肘由腹前抬起，手臂的高度与肩同高，肘关节伸直，再向要行进的方向伸出前臂，身体侧向对方，眼睛注视手指方向，直到患者表示已清楚了方向，再把手臂放下，同时配以礼貌用语，如"您好，请您往这边直走""请您上一层楼"等。

2. 横摆式手势。横摆式手势（图 4-8）多用来指引较近的方向。五指伸直并拢，以肘关节为轴，右手从腹前抬起向右摆动至身体右前方，与腰间成45°角，左手背在身后或下垂。同时，脚站成右丁字步，面带微笑，配以礼貌用语，如"请进""请您往这边看"等。

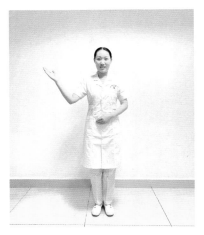

图4-7　直臂式手势

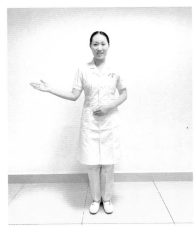

图4-8　横摆式手势

3.斜摆式手势。斜摆式手势(图4-9)一般用来引领患者坐到相应座位上。当请患者入座时，用双手扶椅背将椅子拉出，然后一只手屈臂由前抬起，再以肘关节为轴，前臂由上向下摆动，使手臂向下成一斜线，上身微微向前倾，请患者入座，面带微笑，配以礼貌用语，如"您请坐"。

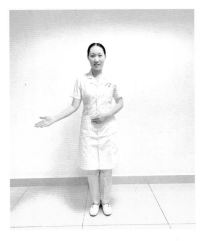

图4-9　斜摆式手势

六、电话礼仪

接电话(图4-10)时应主动友好，用语礼貌规范，如"您好，XX医院XX科""请问您需要提供什么帮助?"等，语气温和，语调适中，语速平缓。并主动询问对方来电目的，耐心帮其解决问题。如自己无法解决，应做好记录，请示汇报后及时回复；同时要及时对患者提出的建议与意见表示感谢。当患者咨询时间较长时，应使用"我听到了""好的"等语言适时回应对方。电话结束时轻放话筒，以免引起误会。

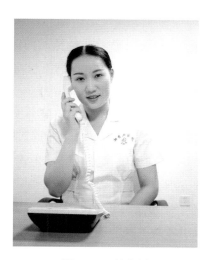

图4-10　接电话

第三节 沟通技巧

　　沟通是人与人之间、人与群体之间思想与感情的传递和反馈的过程，以求思想达成一致和保持感情的通畅。分诊导医人员在工作中与患者保持良好的沟通是发展及维系医患关系的基础及必要手段，通过学习并运用恰当的沟通技巧，能获得患者的信任，有助于建立良好的医患关系。

一、门诊医患沟通常见类型

　　1. 安慰性沟通。患者身患疾病，精神心理负担较重，迫切希望解除痛苦，得到医务人员的关心和安慰。医务人员适时使用安慰性语言，可有效缓解患者的精神心理压力。

　　2. 解释性沟通。当患者提出疑问时，医务人员要根据患者的职业、文化程度、性格特点、所患疾病等具体情况，耐心做好解释，宣讲健康知识并按需提供帮助。解释性沟通可拉近医患距离，从而让医患双方配合更默契，治疗更有效。

　　3. 鼓励性沟通。鼓励性沟通对慢性疾病或疑难复杂疾病患者尤为有用，可激发患者战胜疾病的信心。医务人员一句鼓励性的话语，可增强患者战胜疾病的信心；一个亲切的微笑，可使患者得到安慰；一个轻拍患者的鼓励动作，可让患者安心配合诊治。

二、门诊医务人员常用沟通技巧

　　1. 善于应用礼貌语言。礼貌是对他人尊重情感的外露，是沟通双方心心相印的导线。礼貌常用语有"您好、请、对不起、抱歉、请慢走、谢谢"等，工作中与患者交谈时主动询问"您好！请问您有什么需要帮助？"每次以"请"字开头，"谢"字结尾，可使医患沟通变得和谐而温暖。

2. 善于倾听与回应。倾听是比较复杂的活动，常辅以礼貌的注视和频频点头。谈话时，善于应用自己的姿态、表情、插语和感叹词。微微地一笑、赞同地点头等，会使医患沟通更加融洽。切忌左顾右盼、心不在焉。此外，积极有效的倾听有助于激发患者的谈话欲望，便于收集更多重要的信息，加深彼此的理解，进而获得患者的信任。

3. 善于运用同理心。同理心，泛指心理换位、将心比心。亦即设身处地地对他人的情绪和情感认知性的觉知、把握与理解。主要体现在情绪自控、换位思考、倾听能力以及表达尊重等方面。工作中善于运用同理心，会让与其沟通的患者有一种真正被理解的感觉。如患者为某事特别忧愁、烦恼时，分诊导医人员以体谅的心情说："我理解您的心情，要是我，我也会这样。"让患者觉得你虽然不是他（她），但是你懂他（她）的心，了解他（她）的意思，知道他（她）的感受。

4. 善于观察患者眼睛。在非语言的交流行为中，眼睛最能表达思想感情，反映患者的心理变化。高兴时，眼睛炯炯有神；悲伤时，目光呆滞；关注时，目不转睛。在工作中，可以通过眼睛的细微变化来了解和掌握患者的心理状态和变化，适时调整自己的沟通方式，达到有效沟通。

5. 善于选择时间与话题。时间的选择在沟通中十分重要。即使是一个清楚的信息，如果时间选择不当也可能阻碍有效的沟通。因此，必须恰当地选择与对方交流的适宜时间。通常，良好交流的最佳时间是对方表示出对沟通感兴趣的时候。此外，话题的选择要有针对性，尽量避免突然改变话题。如果沟通的话题与患者目前的病情具有相关性，沟通将会更有效。例如，对方正在为长期失眠而烦恼，此时，选择科学睡眠的话题就比健康饮食的话题更贴切。

第四节　岗位服务规范

一、门诊分诊岗位服务规范

(一)仪表规范

仪表端庄，精神饱满，微笑服务。上岗穿护士工作服和护士鞋，整洁干净，衣领、衣袖、裙子不露出工作服外；口罩佩戴规范；短发自然后梳，长发盘起，使用统一的发夹固定；女性宜化淡妆，不佩戴装饰性耳环等饰品，不留长指甲及涂抹有色指甲油；佩戴工作胸牌，不反戴、遮挡胸牌。

(二)语言规范

执行首问负责制，使用"您好、请、对不起、抱歉、请慢走、谢谢"等礼貌语言。患者到达诊区时，以"您好，您预约的是 XX 医生的 XX 号，您前面还有 X 位患者排队等候，请您在候诊区等待排队叫号系统呼叫就诊"的方式进行。不说禁语、忌语，杜绝生、冷、硬、顶现象。

(三)行为规范

坐姿端正大方，站立仪态高雅，行走稳健轻盈，指引方向手势规范。遵守劳动纪律，准时上岗，不串岗、离岗，认真履行岗位职责，上班时间不做与工作无关的事情，为患者服务期间禁止接打私人电话。

(四)环境规范

工作场所整洁舒适，无抽烟等不文明的行为；工作台面无私人用物，诊疗桌、诊疗床、地面无污迹。

二、门诊导医岗位服务规范

(一)仪表规范

仪表端庄，精神饱满、微笑服务。上岗穿护士工作服和护士鞋，整洁干净，衣领、衣袖、裙子不露出工作服外；口罩佩戴规范；短发自然后梳，长发盘起，使用统一的发夹固定；女性宜化淡妆，不佩戴装饰性耳环等饰品，不留长指甲及涂抹有色指甲油；佩戴工作胸牌，不反戴、遮挡胸牌。

(二)语言规范

执行首问负责制，使用"您好、请、对不起、抱歉、请慢走、谢谢"等礼貌语言。患者前来咨询时以"您好，请问您有什么需要帮助?"的方式进行。不说禁语、忌语，杜绝生、冷、硬、顶现象。

(三)行为规范

坐姿端正大方，站立仪态高雅，行走稳健轻盈，指引方向手势规范。遵守劳动纪律，准时上岗，不串岗、离岗，认真履行岗位职责，上班时间不做与工作无关的事情，为患者服务期间禁止接打私人电话。

(四)环境规范

工作场所整洁舒适，无抽烟等不文明的行为；工作台面无私人用物，地面无污迹。

三、门诊电话预约/咨询岗位服务规范

(一)仪表规范

仪表端庄，精神饱满，微笑服务。上岗穿护士工作服和护士鞋，整洁干净，衣领、衣袖、裙子不露出工作服外；短发自然后梳，长发盘起，使用统一的发夹固定；女性宜化淡妆，不佩戴装饰性耳环等饰品，不留长指甲及涂抹有色指甲油；佩戴工作胸牌，不反戴、遮挡胸牌。

(二)语言规范

统一使用普通话，语言文明，语调和气。铃声响起，三声以内拿起听筒，使用规定问候语，接听电话以"您好，XX 医院，很高兴为您服务，请问您有什么需要帮助?"的方式进行。不说禁语、忌语，杜绝生、冷、硬、顶现象。

（三）行为规范

遵守劳动纪律，认真履行岗位职责，上班时间不做与工作无关的事情，为患者服务期间禁止接打私人电话。

（四）环境规范

工作场所整洁舒适，工作台面无私人用物，电脑、电话、操作台、地面无污迹。

第五章

新型冠状病毒感染下
分诊导医管理

新型冠状病毒感染疫情的暴发和流行，是 1949 年以来，在我国发生的传播速度最快、感染范围最广、防控难度最大的一次重大突发公共卫生事件。面对来势汹汹的疫情，在以习近平同志为核心的党中央坚强领导下，在亿万人民的共同努力下，中国采取了最全面、最严格、最彻底的防控举措。广大医务人员积极响应，冲在了这场抗疫战争的最前沿。全球疫情持续存在，我国面临疫情传播和扩散的风险，始终坚持人民至上、生命至上，坚持外防输入、内防反弹，坚持"动态清零"总方针，抓实抓细疫情防控各项工作。

门诊预检分诊是医院疫情防控的第一道防线，预检分诊人员能否及时筛查、准确分诊，关系到新型冠状病毒感染患者的早诊断、早隔离、早治疗、早预防，也是外防输入、内防扩散的最有效防线。承担门诊预检分诊工作的分诊导医，切实履行好预检分诊工作职责，能有效切断疫情蔓延扩散渠道，为医院正常运转提供保障。

第一节　新型冠状病毒感染概述

新型冠状病毒感染为新发急性呼吸道传染病，是国际关注的全球性重大公共卫生事件。新型冠状病毒感染被纳入《中华人民共和国传染病防治法》规定的乙类传染病，并采取甲类传染病的预防、控制措施。我国因时因势不断调整防控措施，国家卫健委办公厅、国家中医药管理局办公室于 2023 年 1 月发布了《新型冠状病毒感染防控方案（第十版）》，进一步规范医疗机构新型冠状病毒感染诊疗工作。

一、病原学特点

新型冠状病毒属于 β 属的冠状病毒，有包膜，颗粒呈圆形或椭圆形，直径为 60~140 nm。具有 5 个必需基因，分别针对核蛋白（N）、病毒包膜（E）、基质蛋白（M）和刺突蛋白（S）4 种结构蛋白，以及 RNA 依赖性的 RNA 聚合酶（RdRp）。核蛋白（N）包裹 RNA 基因组构成核衣壳，外面围绕着病毒包膜（E），病毒包膜包埋有基质蛋白（M）和刺突蛋白（S）等蛋白。刺突蛋白通过结合血管紧张素转化酶 2（ACE-2）进入细胞。体外分离培养时，新型冠状病毒 96 个小时左右即可在人呼吸道上皮细胞内发现，而在 Vero E6 和 Huh-7 细胞系中分离培养需要 4~6 天。

冠状病毒对紫外线和热敏感，56℃ 30 分钟、乙醚、75%乙醇、含氯消毒剂、过氧乙酸和氯仿等脂溶剂均可有效灭活病毒，氯己定不能有效灭活病毒。

二、流行病学特点

1. 传染源。传染源主要是新型冠状病毒感染的患者和无症状感染者，在潜伏期即有传染性，发病后 5 天内传染性较强。

2. 传播途径。经呼吸道飞沫和密切接触传播是主要的传播途径。接触病毒污染的物品也可造成感染。在相对封闭的环境中长时间暴露于高浓度气溶胶情况下存在经气溶胶传播的可能。由于在粪便、尿液中可分离到新型冠状病毒，应注意其对环境污染造成接触传播或气溶胶传播。

3. 易感人群。人群普遍易感。感染后或接种新型冠状病毒疫苗后可获得一定的免疫力，但持续时间尚不明确。

三、临床表现

潜伏期 1~14 天，多为 3~7 天。

以发热、干咳、乏力为主要表现。部分患者以嗅觉、味觉减退或丧失等为首发症状，少数患者伴有鼻塞、流涕、咽痛、结膜炎、肌痛和腹泻等症状。重症患者多在发病一周后出现呼吸困难和(或)低氧血症，严重者可快速进展为急性呼吸窘迫综合征、脓毒症休克、难以纠正的代谢性酸中毒和出凝血功能障碍及多器官功能衰竭等。极少数患者还可有中枢神经系统受累及肢端缺血性坏死等表现。值得注意的是重型、危重型患者病程中可为中低热，甚至无明显发热。

轻型患者可表现为低热、轻微乏力、嗅觉及味觉障碍等，无肺炎表现。少数患者在感染新型冠状病毒后可无明显临床症状。

多数患者预后良好，少数患者病情危重，多见于老年人、有慢性基础疾病者、晚期妊娠和围产期女性、肥胖人群。

儿童病例症状相对较轻，部分儿童及新生儿病例症状可不典型，表现为呕吐、腹泻等消化道症状或仅表现为反应差、呼吸急促。极少数儿童可有多系统炎症综合征(MIS-C)，出现类似川崎病或不典型川崎病表现、中毒性休克综合征或巨噬细胞活化综合征等，多发生于恢复期。主要表现为发热伴皮疹、非化脓性结膜炎、黏膜炎症、低血压或休克、凝血障碍、急性消化道症状等。一旦发生，病情可在短期内急剧恶化。

四、诊断标准

(一)疑似病例

有下述流行病学史中的任何一条，且符合临床表现中任意2条。无明确流行病学史的，符合临床表现中的3条；或符合临床表现中任意2条，同时新型冠状病毒特异性 IgM 抗体阳性(近期接种过新型冠状病毒疫苗者不作为参考指标)。

1. 流行病学史。①发病前14天内有病例报告社区的旅行史或居住史；②发病前14天内与新型冠状病毒感染的患者有接触史；③发病前14天内曾接触过来自有病例报告社区的发热或有呼吸道症状的患者；④聚集性发病(14天内在小范围如家庭、办公室、学校班级等场所，出现2例及以上发热和/或呼吸道症状的病例)。

2. 临床表现。①发热和(或)呼吸道症状等新型冠状病毒感染相关临床表现；②具有上述新型冠状病毒感染影像学特征；③发病早期白细胞总数正常或降低，淋巴细胞计数正常或减少。

(二)确诊病例

疑似病例具备以下病原学或血清学证据之一者：①新型冠状病毒核酸检测阳性；②未接种新型冠状病毒疫苗者新型冠状病毒特异性 IgM 抗体和 IgG 抗体均为阳性。

五、预防

1. 新型冠状病毒疫苗接种。接种新型冠状病毒疫苗是预防新型冠状病毒感染、降低发病率和重症率的有效手段，符合接种条件者均可接种。

2. 一般预防措施。保持良好的个人及环境卫生，均衡营养、适量运动、充足休息，避免过度疲劳。提高健康素养，养成"一米线"、勤洗手、戴口罩、公筷制等卫生习惯和生活方式，打喷嚏或咳嗽时应掩住口鼻。保持室内通风良好，科学做好个人防护，出现呼吸道症状时应及时到发热门诊就医。近期去过高风险地区或与确诊、疑似病例有接触史的，应主动进行新型冠状病毒核酸检测。

第二节　新型冠状病毒感染下分诊导医管理体系

为有效预防和控制新型冠状病毒感染疫情，门诊部在医院防控领导工作组下成立门诊防控门诊工作组，全体分诊导医在门诊疫情防控工作组指导下开展工作，全面落实各项防控措施，守好医院疫情防控的第一道防线。

一、组织架构

门诊防控工作组由门诊部主任领导，下设预检分诊工作小组，设预检分诊人力调配组、人员培训组、防控安全督查组、防控物资发放组、宣传报道组 5 组，预检分诊人力调配组下又分为导诊咨询组、预检分诊组、发热鉴别组 3 个小组，各组分工明确，各司其职。新型冠状病毒感染防控门诊工作组组织管理架构如图 5-1 所示。

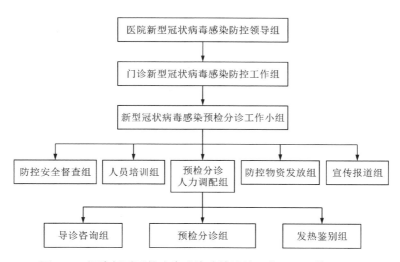

图 5-1　门诊新型冠状病毒感染疫情防控工作组组织管理架构

二、工作组及职责

(一) 工作组

1. 组长：门诊部主任。

2. 副组长：门诊部副主任、护士长。

3. 组员：门诊部医务人员、分诊导医人员。

(二) 工作职责

在门诊新型冠状病毒感染防控工作组的指导下分别开展以下工作：

1. 预检分诊人力调配组。

(1) 根据门诊工作任务和每日开放门急诊号源量，合理动态评估人力需求。

(2) 分析疫情流行期间和常态化疫情防控期间门诊分诊导医人员在岗情况，向医院合理提出人力需求，设立预检应急人力资源库，及时增减预检分诊人力。

(3) 根据各个专科现状、疫情特点、工作风险等确定预检分诊人力调配优先等级，同时考虑专科门诊、急诊、发热门诊等单元的特殊性和紧急性调配人力。

(4) 根据疫情情况和变化进行动态调整，弹性工作，所有人员动态实时排班，有应急预检人力资源可随时调配，保障预检分诊安全有序运转。

(5) 指导导诊咨询组、预检分诊组、发热鉴别组按照防控要求开展工作。

2. 人员培训组。

（1）联合医务部、护理部、临床技能培训中心和医院感染控制中心开展分诊导医全员培训。

（2）对高风险科室如发热门诊、儿科门诊、急诊、五官科和呼吸与危重症医学科的分诊导医人员重点培训。

3. 防控安全督导组。

（1）督促门诊医务人员做好个人防护。

（2）落实一医一患，督促就诊患者排队时保持一米以上安全距离，全程正确佩戴口罩等。

（3）落实重点科室预检分诊人员防护措施到位、疫情防控和消毒隔离情况。

（4）督查时重点梳理就医流程，提出既符合院感又方便安全患者就医的改进措施。

（5）督查三级预检分诊是否按疫情防控要求做好排查工作。

（6）督查发热鉴别台对具有新型冠状病毒感染相关症状或健康码红黄码患者是否按规定路线引导至发热门诊就诊。

4. 防控物资发放组。

（1）制订门诊预检分诊人员防护物资管理办法，规范门诊预检分诊人员防护物资使用标准及发放流程。

（2）负责门诊预检分诊人员防护物资的申领、发放及使用数据的统计。按照规定时间完成门诊《防护用品申领表》填报，经医院感染控制中心审核后至物资供应科领取防护物资。各门诊诊区小组长领取防护物资，发放给每位预检分诊人员并签名。

（3）建立门诊防护物资台账。根据发放情况填写《防护用品发放及使用明细登记表》，定期进行物资盘点，已发放物资、库存数量需与申领物资总和相符。

5. 宣传报道组。

(1) 在医院网站发布"告门诊患者及家属书""疫情期间就诊指南"等内容并及时更新；在挂号短信上就有关注意事项进行提醒。

(2) 制作多块疫情防控提示牌，如疫情期间就诊流程、注意事项等，使患者做到就诊心中有数。

(3) 根据防控形势，不断更新所有告知和提示，积极做好患者及家属的健康宣教。

(4) 及时撰写新闻稿件，传播门诊疫情防控工作信息，树立医院门诊良好形象，构建和谐医患关系。

(5) 在医院网站、新闻媒体等宣传报道预检分诊人员疫情防控的感人事迹，大力弘扬正能量。

第三节　预检分诊管理

医疗机构应当严格落实《医疗机构传染病预检分诊管理办法》，在门急诊规范设置预检分诊场所，实行预检分诊管理。

一、设置要求

医疗机构应当设立预检分诊点，预检分诊点一般设立在门急诊醒目位置，标识清楚，相对独立，通风良好，具有消毒隔离条件。预检分诊点要备有发热患者用的口罩、体温表(非接触式)、手卫生设施、医疗垃圾桶、疑似患者基本情况登记表等。预检分诊点应配备有经验的分诊人员，实行 24 小时值班制(晚间设在急诊，有醒目标识)。对进入门急诊的人员测量体温，询问 14 天内是否有发热、干咳、乏力、嗅觉和味觉减退、鼻塞、流涕、咽痛、结膜炎、肌痛和腹泻等新型冠状病毒感染相关症状，发现可疑患者，登记患者信息，指导患者及陪同人员正确佩戴口罩、注意咳嗽礼仪，由专人送至发热门诊就诊。未设立发热门诊的医院，应当按照当地卫生健康行政部门的规定，使用专用车辆将患者安全转诊至就近发热门诊进一步排查。

二、管理制度

1. 在门诊、急诊大门口设立预检分诊点，应具备消毒隔离条件和必要的防护用品，所有人员进入楼栋都需经过一级预检分诊，进入诊室都须经过二级预检分诊、三级预检分诊筛查无异常方能正常就诊。

2. 预检分诊人员应具备预检分诊专业知识与技能，熟练掌握新型冠状病毒感染和传染病防控相关知识，数量配置合理。

3. 预检分诊人员应当严格遵守卫生管理法律、法规和有关规定，认真执行新型冠状病毒感染诊疗方案和临床技术操作规范，按规定做好分级防护。

4. 预检分诊点备非接触红外线体温枪、口罩、发热患者登记本、快速手消毒剂、擦手纸，特殊专科配备指脉血氧饱和度检测仪等。

5. 筛查新型冠状病毒感染疑似患者，并结合患者病情的轻重缓急，合理分诊，急诊危重患者优先安排诊治，并引导患者在就诊时保持至少 1 米以上安全距离。

6. 对于来自低风险地区、健康码和行程码均为绿码、无疑似症状的急危重症患者应预检分诊到急诊医学科就诊；对于有接触史、发热咳嗽等症状、来自中高风险地区或健康码非绿码的急危重症患者，应先收治于急诊医学科复苏室边抢救边排查。对于急危重症患者的陪人应同时在同处隔离，并进行核酸检测。

7. 对于有发热（体温≥37.3℃）、干咳、乏力、嗅觉和味觉减退、鼻塞、流涕、咽痛、结膜炎、肌痛和腹泻等新型冠状病毒感染相关症状或红码、黄码的患者，及时分诊到发热门诊诊治。对进入发热门诊的患者及家属，指导其全程正确佩戴好口罩。

8. 严格按要求对预检分诊环境、物品消毒，严格按照规范处理医疗废物。

9. 在预检、分诊过程中遇有困难时，应向分管的护士长或主任汇报，或与有关医生商量，决定患者的去向，以提高预检分诊质量。

三、三级预检分诊职责

（一）三级预检分诊岗位职责

1. 一级预检分诊。门诊入口预检通道全部使用红外线快速测温仪测量体温并询问流行病学史，查验健康码、行程码"绿码"通过。标识牌和广播提醒患者和家属主动报告中高风险地区旅居史或接触史。体温≥37.3℃，或有流行病学史者分流到发热鉴别台，由专人按工作流程与要求护送患者至发热门诊就诊。

2. 二级预检分诊。由专科门诊分诊人员用体温检测量体温，询问流行病学史，显示健康码、行程码"绿码"安排就诊。标识牌提醒患者和家属主动报告中高风险地区旅居史或接触史。体温

≥37.3℃，或有流行病学史者分流到发热鉴别台，由专人按工作流程与要求护送患者至发热门诊就诊。

3. 三级预检分诊。由门诊医生接诊时询问患者有无流行病学史和发热、咳嗽等症状。体温≥37.3℃，或有流行病学史者分流到发热鉴别台，由专人按工作流程与要求护送患者至发热门诊就诊。

（二）发热鉴别台岗位职责

1. 对一、二、三级预检分诊送来的发热患者均用水银体温计测量、询问14天内流行病学史并做好登记，对复测体温≥37.3℃的患者和中高风险地区的患者，按照指定路线护送到发热门诊并与发热门诊工作人员做好交接。

2. 健康码或行程码显示"黄码"或"红码"患者护送到发热鉴别台，询问病史、查询行程、测量体温，按照指定路线护送到发热门诊并与发热门诊工作人员做好交接。

3. 出现干咳、乏力、嗅觉和味觉减退、鼻塞、流涕、咽痛、结膜炎、肌痛和腹泻等新型冠状病毒感染相关症状患者，护送患者到发热鉴别台，询问病史、查询行程、测量体温，按照指定路线护送到发热门诊并与发热门诊工作人员做好交接。

4. 详细登记患者的姓名、性别、身份证号码、联系电话、住址、体温、流行病学史等信息。做好发热患者及陪同人员的防护措施，指导其全程正确佩戴好口罩，注意咳嗽礼仪，保持至少一米以上安全距离。

5. 体温≥37.3℃疑似为感染性因素所致的发热患者应分诊到发热门诊就诊，由发热门诊医生接诊鉴别诊断后持发热门诊转诊病历方可到普通门诊就诊。

四、工作流程

(一) 预检分诊工作流程图

预检分诊工作流程图如图 5-2 所示。

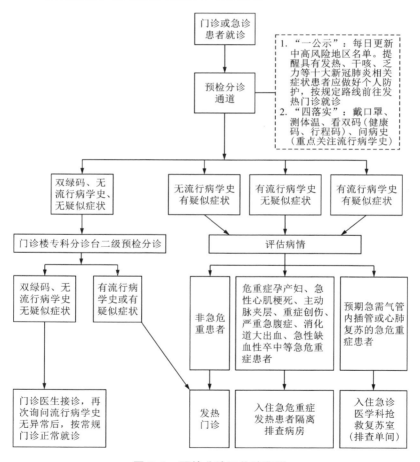

图 5-2 预检分诊工作流程图

第四节 发热门诊管理

发热门诊指按照防控要求,根据国家相关要求设立的、在急性传染病期间专门用于排查疑似传染患者,治疗发热患者的专用诊室。特别在新型冠状病毒感染疫情期间,对体温≥37.3℃的患者进行呼吸道传染病筛查及诊治,能做到呼吸道传染病的早发现、早报告、早隔离、早治疗,防止呼吸道传染病传播,监测呼吸道传染病流行状况。

一、设置原则

1.合理规划。医院发热门诊的设置应纳入医院总体建设规划,合理安排功能布局。二级及以上综合医院要在相对独立的区域规范设置发热门诊和留观室。

2.科学分区。发热门诊内部应严格设置防护分区,严格区分人流、物流的清洁与污染路线,采取安全隔离措施,严防交叉感染和污染。

二、设置要求

1.选址。发热门诊应设置在医疗机构内独立区域,设有醒目的标识,具备独立出入口,与普通门(急)诊相隔离,与其他建筑、公共场所保持适当间距。医院院区内要设立醒目的发热门诊标识,指引发热患者按照指定路线抵达发热门诊就诊。

2. 布局。

(1) 发热门诊诊区应按照"三区两通道"设置，即污染区、潜在污染区、清洁区和清洁通道（医务人员和清洁物品）、污染通道（患者和污染物品）。各分区之间应有物理隔断，各区域和通道出入口设有醒目标识。

(2) 分区设置。①污染区：为传染病患者和疑似传染病患者接受诊疗的区域，以及被其体液（血液、组织液等）、分泌物、排泄物污染物品暂存和处理的场所。污染区分为主要功能区和辅助功能区。主要功能区包括候诊区、诊室、留观室、护士站、治疗室、输液观察室等；辅助功能区包括预检分诊区（台）、挂号、收费、药房、检验、放射、辅助功能检查室、标本采集室、卫生间、污物保洁和医疗废物暂存间等。其中，候诊区要求：三级医院应可容纳不少于 30 人同时候诊；二级医院应可容纳不少于 20 人同时候诊。发热门诊患者入口外有预留空间用于搭建临时候诊区，以满足疫情防控所需。候诊区要保持良好通风，必要时可加装机械通风装置。诊室要求：为单人诊室，并至少设有 1 间备用诊室。诊室应尽可能宽敞，至少可以摆放一张工作台、一张诊查床、流动水洗手设施，并安装独立电话保持联系。留观室要求：建议三级医院留观室不少于 15 间，二级医院留观室不少于 10 间。留观室应按单人单间收治患者。②潜在污染区：位于清洁区与污染区之间，有可能被患者血液、体液、和病原体等物质污染的区域，主要包括污染防护用品的脱卸区，可设置消毒物资储备库房或治疗准备室。③清洁区：为不易受到患者血液、体液和病原体等物质污染及患者不得进入的区域，主要包括工作人员办公室、值班室、清洁库房、防护服穿着区、医务人员专用更衣室、浴室、卫生间等。清洁区要设置独立出入口，并根据医务人员数量合理设置区域面积。④缓冲间：为清洁区与潜在污染区之间、潜在污染区与污染区之间设立的两侧均有门的过渡间，两侧的门不能同时开启，为医务人员的准备间。⑤两通道：为清洁通道(医务人员和清洁物品)和污染通道(患者和污染物品)。清洁通道出入口设在清洁区一端，污染通道出入口设在污染区一端。

三、设施设备配备

1. 医疗设备设施。①基础类设备：应配置病床、转运平车、护理车、仪器车、治疗车、抢救车、输液车、污物车、氧气设备、负压吸引设备等。②抢救及生命支持类设备：应配置输液泵、注射泵、电子血压计、电子体温计、血糖仪、手持脉搏血氧饱和度测定仪、心电监护仪、心电图机、除颤仪、无创呼吸机、心肺复苏仪等。可配置有创呼吸机、雾化泵、负压担架。③检验类设备：应配置全自动生化分析仪、全自动血细胞分析仪、全自动尿液分析仪、全自动尿沉渣分析仪、全自动粪便分析仪、血气分析仪、生物安全柜等。可配置全自动血凝分析仪、特定蛋白分析仪。④放射类设备：有条件的医疗机构可设置 CT。⑤药房设备：有条件的医疗机构可配置 24 小时自动化药房。⑥辅助设备：电脑、监控、电话通信设备、无线传输设备、自助挂号缴费机和污水处理设备等。

2. 通风排风及空调设施。业务用房保持所有外窗可开启，保持室内空气流通，同时应具备机械通风设施。通风不良的，可通过不同方向的排风扇组织气流方向从清洁区→潜在污染区→污染区。空调系统应独立设置，设中央空调系统的，各区应独立设置。当空调通风系统为全空气系统时，应当关闭回风阀，采用全新风方式运行。

3.消毒隔离设备设施。所有功能空间均应设手卫生设施，洗手设施应使用非手触式洗手装置。应配置空气或气溶胶消毒设施和其他有效的清洁消毒措施，如紫外线灯/车或医用空气消毒机等。

4.信息化设备。具备与医院信息管理系统互联互通的局域网设备、电子化病历系统、非接触式挂号和收费设备、可连接互联网的设备、可视对讲系统等。

四、人员配置

发热门诊医务人员需经过传染病相关法律法规、传染病诊疗知识和医院感染预防与控制相关培训，经穿脱防护用品、手卫生、医用防护口罩等知识和技能考核合格后上岗。人员配置具体如下：①发热门诊医生：应具有呼吸道传染病或感染性疾病诊疗经验；应熟练掌握相关疾病特点、诊断标准、鉴别诊断要点、治疗原则、医院感染控制、消毒隔离、个人防护和传染病报告要求等；根据每日就诊人次、病种等合理配备医生。②发热门诊护士：应具有一定临床经验，掌握相关疾病护理要点、传染病分诊、各项护理操作、医院感染控制、消毒隔离、个人防护等。发热门诊应根据患者数量及隔离床位数量配备相应数量的护士，疫情期间根据实际患者数量酌情增加护士数量。

五、发热门诊管理

1.发热门诊应当安排经验丰富的医务人员，指导患者测量体温、询问流行病学史、症状等，将患者合理、有序分诊至不同的就诊区域(或诊室)，并指导患者及陪同人员正确佩戴口罩。

2. 制订发热门诊接诊转诊流程(图5-3), 24小时接诊, 并严格落实首诊负责制, 医生不得推诿患者。

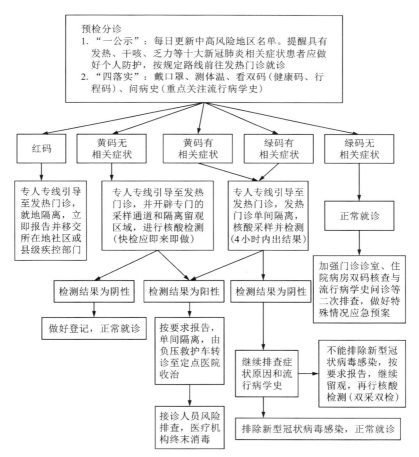

注: 危急重症患者应及时进行核酸检测, 并按相关诊疗规范和流程处理, 全力挽救患者生命, 不受此流程限制。

图5-3 新冠疫情期间发热门诊接诊转诊流程

3. 对所有就诊患者询问症状、体征和流行病学史，为所有患者进行血常规、新冠病毒核酸检测，必要时进行新冠病毒抗体检测和胸部 CT 检查。

4. 发热门诊就诊患者采取全封闭就诊流程，原则上挂号、就诊、交费、检验、辅助检查、取药、输液等诊疗活动全部在该区域完成。发热门诊未设检验室的，患者标本采集后应立即密封处理、做好标识，第一时间通知专人密封运送至检验科。如患者需前往发热门诊以外区域检查，应当严格遵循"距离最短、接触人员最少、专人防护陪同"的原则，不与普通患者混乘电梯，检查室单人使用，接诊医务人员做好防护，患者所处环境做好消毒。

5. 接诊医生发现可疑病例须立即向医院主管部门报告，医院主管部门接到报告应立即组织院内专家组会诊，按相关要求进行登记、隔离、报告，不得擅自允许患者自行离院或转院。

6. 确诊病例应尽快转送至定点医院救治。

7. 实时或定时对环境和空气进行清洁消毒，并建立终末清洁消毒登记本或电子登记表，登记内容包括：空气、地面、物体表面及使用过的医疗用品等消毒方式及持续时间、医疗废物及污染衣物处理等。

8. 发热门诊区域的医疗设备、物体表面、地面、空气及空调通风系统的消毒和医疗废物的处置，应符合《医疗机构消毒技术规范》《医疗废物管理条例》和《医疗卫生机构医疗废物管理办法》等相关规定，并有相应的工作记录。

9. 污水排放和医疗废物与生活垃圾的分类、收集、存放与处置应符合《医疗废物管理条例》《医疗卫生机构医疗废物管理办法》《医疗废物包装物、容器标准和标识》《医疗废物分类目录》等相关法规的要求。

10. 定期对医务人员进行传染病防治知识的培训，培训内容包括传染病防治的法律、法规以及传染病流行动态、诊断、治疗、预防、职业暴露的预防和处理等内容。治疗方案应当根据流行趋势、卫生健康行政部诊疗规范进行及时更新及培训。

六、医务人员个人防护要求

1. 医务人员应当遵循《医院感染管理办法》等相关要求，严格执行标准预防及手卫生规范。

2. 应配备符合标准、数量充足(至少可供 1 周使用)、方便可及的个人防护装备。

3. 医务人员应当按照标准预防原则，根据疾病的传播途径和医疗操作可能感染的风险选用适当的个人防护装备。日常接诊时戴工作帽、穿工作服、一次性隔离衣、戴医用防护口罩(存在本土病例时，穿一次性隔离服，戴 N95 口罩)，如接触血液、体液、分泌物或排泄物时，加戴乳胶手套。在进行患者咽拭子标本采集、吸痰、气管插管等可能发生气溶胶和引起分泌物喷溅的操作时，穿一次性隔离衣或医用防护服、戴医用手套、医用防护口罩、护目镜/防护面屏等，必要时可选用动力送风过滤式呼吸器。

4. 进出发热门诊和隔离病房，严格按照要求正确穿脱个人防护装备。在穿脱防护服、医用防护口罩等个人防护用品时，应有专人监督或二人一组互相监督，避免交叉感染。

5. 疫情期间，发热门诊工作人员应做好健康监测，每天测量体温，按照规定进行核酸检测。若出现咳嗽、发热等身体不适症状时，及时向单位主管部门报告。

第五节　新型冠状病毒感染常态化防控消毒管理

为了做好医疗机构感染防控工作，有效降低新型冠状病毒在医疗机构内的传播风险，医疗机构需严格执行《医疗机构消毒技术规范》，落实消毒隔离措施，对诊疗用品、医疗设备与环境物体表面进行消毒管理，保障医疗质量安全，维护人民身体健康。

一、诊疗用品与医疗设备消毒管理

（一）呼吸机、麻醉机的螺纹管、湿化器

1. 清洁：清洗消毒机按管道清洗流程清洗；流动水冲洗、干燥。

2. 消毒与灭菌：清洗消毒机清洗消毒干燥；浸泡于含有效氯500 mg/L含氯消毒液中30分钟，清水冲洗干燥备用；过氧化氢低温等离子体或环氧乙烷。

3. 清洁消毒频次：一人一用一抛弃或消毒；污染时随时更换。

注意事项：呼吸机螺纹管、湿化器、送消毒供应中心集中处理；一次性使用螺纹管不得重复使用；湿化器加入无菌水每日更换。

（二）　氧气湿化器

1. 清洁：流动水冲洗、干燥。

2. 消毒与灭菌：浸泡于含有效氯500 mg/L含氯消毒液中

30 分钟，流动水冲洗，干燥备用；送消毒供应中心集中清洗消毒。

3. 清洁消毒频次：一人一用一抛弃或消毒；湿化液每天更换；使用中湿化瓶每周更换 1 次，消毒后密闭保存。

注意事项：干燥保存；湿化水应为无菌用水。

（三）雾化吸入器及配套耗材（喷雾器、面罩或口含嘴、水槽、螺纹管）

1. 清洁：清水湿式擦拭。

2. 消毒与灭菌：配套耗材含有效氯 500 mg/L 含氯消毒液消毒，作用时间 30 分钟流动水冲洗，干燥备用。

3. 清洁消毒频次：一人一用一消毒。

注意事项：一次性面罩或口含嘴不得重复使用。

（四）简易呼吸器

1. 清洁：流动水冲洗、干燥。

2. 消毒与灭菌：含有效氯 500 mg/L 含氯消毒液擦拭消毒，作用时间 30 分钟；使用流动纯化水漂洗干净后使用无菌巾擦干。

3. 清洁消毒频次：一人一用一消毒。

注意事项：清洗时可拆卸部分充分拆卸；浸泡消毒前将面罩内气体抽出，以免不能完全浸没于液面下。

（五）开口器、舌钳

1. 清洁：流动水冲洗、干燥。

2. 消毒与灭菌：送消毒供应中心压力蒸汽灭菌。

3. 清洁消毒频次：一人一用一灭菌。

（六）接触皮肤 B 超探头和阴式 B 超探头

1. 清洁：柔软纸巾擦拭。

2. 消毒与灭菌：一次性消毒湿巾。

3. 清洁消毒频次：一人一用一消毒。

（七）体温表

1. 清洁：流动水清洗、擦干。

2. 消毒与灭菌：浸泡于含有效氯 500 mg/L 含氯消毒液中 30 分钟或 75% 的乙醇擦拭，清水冲净擦干备用。

3. 清洁消毒频次：一人一用一消毒。

注意事项：体温表专人专用，用后清洁干燥保存；消毒液现用现配，24 小时更换，每日监测消毒液浓度并记录。

（八）吸引器、吸引瓶

1. 清洁：流动水冲洗、干燥。

2. 消毒与灭菌：浸泡于含有效氯 500 mg/L 含氯消毒液中 30 分钟，流动水冲净，干燥备用。

3. 清洁消毒频次：1 次/日。

注意事项：一用一消毒，不用时干燥保存。

（九）血压计袖带、听诊器、叩诊锤

1. 清洁：袖带清洗、干燥。

2. 消毒与灭菌：血压计、听诊器用 75% 乙醇或含有效氯

500 mg/L 含氯消毒剂擦拭；血压计袖带可浸泡于含有效氯500 mg/L 含氯消毒液中 30 分钟，清洗干燥备用。

3. 清洁消毒频次：血压计、袖带、听诊器每周清洁消毒 1 次；有污染时消毒剂浸泡消毒处理。

注意事项：日常保持清洁；多人共用时每次使用前擦拭消毒；多重耐药菌、传染病患者专人专用。

（十）止血带

1. 清洁：流动水冲洗、干燥。

2. 消毒与灭菌：有效氯 500 mg/L 含氯消毒液中浸泡 30 分钟，清洗干燥备用。

3. 清洁消毒频次：一人一用一清洁；有污染时消毒。

注意事项：多重耐药菌、传染病患者专人专用。

（十一）重复使用器械、器具（治疗碗、剪刀、拆钉器等）

1. 清洁：流动水冲洗干净。

2. 消毒与灭菌：压力蒸汽灭菌或低温灭菌。

注意事项：科室预处理后送往消毒供应中心集中处理。

（十二）呼吸机、监护仪、输液泵、注射泵、雾化器等设备表面

1. 清洁：湿式擦拭。

2. 消毒与灭菌：次性消毒湿巾；75% 乙醇。

3. 清洁消毒频次：1 次/日。

注意事项：感染科门诊（包括发热门诊、留观病房）、急诊、手术室、内镜中心等感染高风险部门每班次擦拭 1 次。

(十三)除颤仪、心电图仪、B 超诊断仪

1. 清洁：湿式擦拭。

2. 消毒与灭菌：一次性消毒湿巾；75% 乙醇。

3. 清洁消毒频次：直接接触患者部分使用完应立即清洁消毒，其余部分每日擦拭 2 次。

(十四)核磁共振仪器、CT 设备、DR 设备

1. 清洁：湿式擦拭。

2. 消毒与灭菌：一次性消毒湿巾；75% 乙醇。

3. 清洁消毒频次：2 次/日。

(十五)耳温仪

1. 清洁：保持清洁。

2. 消毒与灭菌：耳温仪外表用 75% 乙醇擦拭。

3. 清洁消毒频次：耳温套专人专用。

(十六)输液架

1. 清洁：清水湿式擦拭。

2. 消毒与灭菌：含有效氯 500 mg/L 含氯消毒液擦拭。

3. 清洁消毒频次：每日至少 1 次，有污染时及时消毒。

二、环境物体表面消毒管理

(一)床单元(床、床头柜、椅子等)

1.日常清洁:日常清水加医用清洁剂清洁。

2.消毒:一次性消毒湿巾;含有效氯 500 mg/L 含氯消毒液擦拭消毒。

3.清洁消毒频次:每日清洁 1 次;污染时随时清洁消毒。

注意事项:感染科门诊(包括发热门诊、留观病房)、急诊、手术室、内镜中心等感染高风险部门每班次清洁消毒。

(二)设备带、呼叫器按钮

1.日常清洁:湿式清洁。

2.消毒:一次性消毒湿巾;含有效氯 500 mg/L 含氯消毒液擦拭消毒。

3.清洁消毒频次:1 次/日清洁;终末消毒。

(三)电脑、电话、键盘

1.日常清洁:湿式清洁。

2.消毒:一次性消毒湿巾;屏障保护膜。

3.清洁消毒频次:1 次/日。

注意事项:感染科门诊(包括发热门诊、留观病房)、急诊、手术室、内镜中心等感染高风险部门每班次擦拭一次。

(四)病历夹、病历车

1.日常清洁:清水或一次性消毒湿巾清洁。

2.消毒:一次性消毒湿巾;用含有效氯500 mg/L含氯消毒液擦拭。

3.清洁消毒频次:保持清洁;污染时随时消毒擦拭。

(五)共用洁具(水龙头、水池、坐便器)

1.日常清洁:清水或加清洁剂湿式清洁。

2.消毒:含有效氯500 mg/L含氯消毒液擦拭。

3.清洁消毒频次:1次/日;污染时随时擦拭消毒。

(六)公共诊疗区域物体表面(电梯按钮、电梯扶手、门、桌、椅子、门把手、电源开关等)

1.日常清洁:清水或加清洁剂湿式清洁。

2.消毒:一次性消毒湿巾;75%乙醇;含有效氯500 mg/L含氯消毒液擦拭。

3.清洁消毒频次:≥2次/日;污染时随时消毒擦拭。

注意事项:感染科门诊(包括发热门诊、留观病房)、急诊、手术室、内镜中心等感染高风险部门每班次擦拭一次(每日≥3次)。

(七)床单、被套、枕套

1.日常清洁:可集中送往洗衣房清洗、消毒。

2.消毒:首选热洗涤方法。

3. 清洁消毒频次：住院患者、急诊室患者应一人一套一更换；污染时应及时更换，清洁、消毒。

注意事项：传染病患者的病员服、被单等放橘红色污物袋或可溶性污物袋或可做好标识，送往洗衣房单独清洗。

(八) 被芯、枕芯、床褥垫

1. 日常清洁：可集中送洗衣房清洗、消毒，否则按医疗废物处理。

2. 消毒：床单元消毒器消毒 30 分钟或参照使用说明。

3. 清洁消毒频次：有污染随时更换清洗。

注意事项：应定期更换。

(九) 地面

1. 日常清洁：湿式清扫；清水或加清洁剂湿式清洁。

2. 消毒：含有效氯 500 mg/L 含氯消毒液擦拭。

3. 清洁消毒频次：≥2 次/日；污染时随时消毒。

注意事项：擦拭地面地巾不同病室及区域之间应更换，用后清洗消毒，干燥保存；使用清洁剂/消毒剂时严禁"二次浸泡"（二次浸泡是指将使用后已经被污染的清洁用具再次浸泡）。

(十) 空气

1. 日常清洁：开窗通风；自然通风不良时，使用空气消毒机。

2. 消毒：动态空气消毒器消毒 30 分钟或参照使用说明。

3. 清洁消毒频次：每日开窗自然通风≥2 次，≥30 分钟/次；空气消毒机每日≥2 次，≥30 分钟/次，或参照机器使用说明。

注意事项：有人的情况下不能使用紫外线灯辐照消毒或化学消毒。

(十一) 空调净化设备、出、回风口和空调通风系统风口

1. 日常清洁：湿式清洁。

2. 清洁消毒频次：出、回风口 1 次/周；空调系统风口 1 次/月。

注意事项：定期清洗过滤网；定期更换过滤器。

(十二) 便器

1. 日常清洁：流动水冲洗、干燥。

2. 消毒：用含有效氯 500 mg/L 含氯消毒液浸泡 30 分钟，流动水冲洗，干燥备用；便器清洗消毒器处理。

3. 清洁消毒频次：专人专用；非专人专用的便器一用一消毒。

(十三) 布巾

1. 日常清洁：流动水清洗。

2. 消毒：含有效氯 250～500 mg/L 含氯消毒液中浸泡 30 分钟，清水冲洗，干燥备用；采取机械清洗、热力消毒、机械干燥、装箱备用。

3. 清洁消毒频次：一床一巾；不同患者之间和洁污区域之间应更换；擦拭两个不同物体表面或布巾变脏时应更换。

注意事项：使用清洁剂/消毒剂时严禁"二次浸泡"；布巾擦拭时按照"S"型走势、八面法，勿重复擦拭已清洁区域。

(十四)地巾(拖把头)

1. 日常清洁：流动水清洗。

2. 消毒：含有效氯 500 mg/L 含氯消毒液中浸泡 30 分钟，清水冲洗，干燥备用；采取机械清洗、热力消毒、机械干燥、装箱备用。

3. 清洁消毒频次：每个房间 1 个拖把头。

注意事项：使用清洁剂/消毒剂时严禁"二次浸泡"。

三、清洁消毒注意事项

1. 环境物体表面的清洁消毒首选消毒湿巾或经消毒液规范浸泡后的抹布擦拭，不宜采取喷洒消毒方式。

2. 接诊、收治新型冠状病毒感染疑似患者或确诊患者的诊疗区域，其环境物体表面的清洁消毒处理应合理增加消毒剂浓度和消毒频次。如使用含氯消毒剂，消毒剂浓度应调整为 1000 mg/L。

3. 接诊、收治新型冠状病毒感染疑似患者或确诊患者时使用的可重复使用器械，用后立即使用有消毒杀菌作用的医用清洗剂或 1000 mg/L 含氯消毒剂浸泡 30 分钟，然后再规范清洗消毒或灭菌。灭菌首选压力蒸汽灭菌，不耐热物品可选择化学消毒剂或低温灭菌设备进行消毒或灭菌。

4. 如使用化学消毒剂对空气进行终末消毒，宜采用 1%~3% 的过氧化氢等超低容量雾化消毒。

第六节　新型冠状病毒感染防控培训方案

院内感染防控规范化培训是改变和促进个人和群体相关知识、态度、行为的重要途径，是做好新型冠状病毒感染防控的重要环节。进行新型冠状病毒感染相关知识的培训考核，能提高分诊导医的防范意识，规范预检分诊行为，尽最大努力切断一切可能的传染源和传播途径，确保患者、医务人员和社会的安全，对实现新型冠状病毒感染有效防控具有重要意义。

一、培训目标

1. 全面提高门诊分诊导医人员对新型冠状病毒感染防控的认识，掌握新型冠状病毒感染防控知识与技能。

2. 普通门诊预检分诊人员掌握新型冠状病毒感染的基本知识、防护措施、疑似病例甄别、疫情报告程序等，同时做好自身防护工作，避免发生院内感染。

3. 发热门诊、急诊的预检分诊人员应熟练掌握新型冠状病毒感染基本知识、流行病学特点、诊断标准、疑似病例的转运与初步处置原则；做到及时发现疑似病例并报告疫情，迅速采取初步救治和隔离、防护措施。掌握院内隔离防护规范及相关法规，同时做好自身防护工作，避免发生院内感染。

二、培训方案

(一)培训师资安排

具有感染科工作经验 5 年以上的临床医生负责新型冠状病毒感染理论知识培训；医院临床技能中心专职培训人员负责三级防护适用范围和防护技术操作培训；院感科专职培训人员负责消毒隔离培训；门诊部主任或护士长负责预检分诊工作流程和疫情防控最新政策法规等培训；精神心理科医生负责疫情防控心理应急系列培训。

(二)培训方式

根据疫情防控形势，采取线上+线下培训相结合的方式。理论知识以线上为主，相关诊疗规范和指南及时更新，通过系统推送给所有参加培训的学员，做到培训内容全面细致，同时兼具方便可重复学习的特点，在传染病暴发时，也可以有效地避免因人员聚集而产生的疫情传播风险。防护实操以线下培训为主，采用课前视频观看、防护理论知识测试、现场演示、课后人人过关的方式。

(三)培训内容

根据对新型冠状病毒感染疾病的研究进展和疫情变化，及时调整培训内容，使各类预检分诊人员及时掌握新理论、新技术、新方法和新规范，培训教材资料由医院统一编制。要求预检分诊人员掌握新型冠状病毒感染诊疗方案知识要点、三级防护适用范围、防护技术操作流程、门诊预检分诊制度、工作流程和岗位职责、消毒隔离、核酸检测和疫苗接种的禁忌证等。另外，根据分诊导医人员所承担的预检分诊的工作任务分工不同，做好基础培训和针对性的专科培训。

(四)培训考核

为减少人员聚集，线上进行相关理论知识的考核，通过理论考核的人员方可进入操作培训阶段。预检分诊人员全院实操培训后，分批次由培训老师进行现场操作考核，各项操作必须达到合格要求后方可进入预检分诊岗位。门诊防控安全督查组对预检分诊工作人员的防护、预检分诊工作流程、消毒隔离进行考核。

第七节　防护技术操作流程

一、一级防护

(一)目的

保护医务人员和患者，切断致病性微生物飞沫及接触传播等途径，预防感染及交叉感染。

(二)适用范围

1.低风险区人员。除高风险区以外的普通门诊、普通病房、医技科室医务人员。

2. 高风险区人员。预检分诊处、急诊医学科、内科、感染科及儿科门诊，感染科及呼吸内科病房，放射科 CT 室，检验科等区域的医务人员。

(三) 操作步骤

一级防护操作步骤如图 5-4 所示。

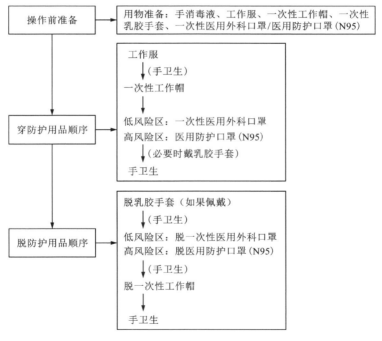

图 5-4　一级防护操作流程图

（四）注意事项

医务人员应及时评估并判断需要采取的防护等级。

二、二级防护

（一）目的

保护医务人员和患者，切断致病性微生物飞沫及接触传播等途径，预防感染及交叉感染。

（二）适用范围

1.发热门诊、有新型冠状病毒疑似或确诊患者的诊区医务人员。

2.进入疑似或确诊患者所在病区的人员，负责转运疑似或确诊患者的人员，进行疑似或确诊患者遗体处理的人员，为疑似或确诊患者停留区域行卫生消毒的人员。

（三）操作步骤

二级防护操作步骤如图 5-5 所示。

（四）注意事项

1.穿防护用品时应检查完整性，按规范穿戴。

2.脱防护物品时每一步的手卫生不可省略。

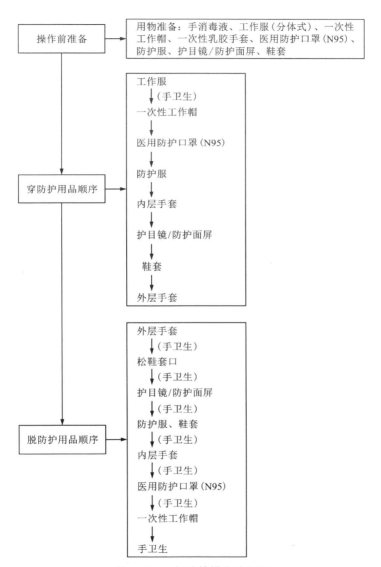

图 5-5　二级防护操作流程图

三、三级防护

(一)目的

保护医务人员和患者,切断致病性微生物飞沫及接触传播等途径,预防感染及交叉感染。

(二)适用范围

1. 为疑似或确诊患者实施气管插管、支气管镜检、吸痰、咽拭子采样、心肺复苏等有血体液、分泌物喷溅风险操作的医护人员。

2. 为疑似或确诊患者实施手术的医护人员。

3. 检验科进行新型冠状病毒检查的实验室人员。

(三)操作步骤

三级防护操作步骤如图 5-6 所示。

(四)注意事项

为疑似或确诊患者实施手术的医务人员可在防护服外穿一次性无菌手术衣,由巡回护士协助戴护目镜等。

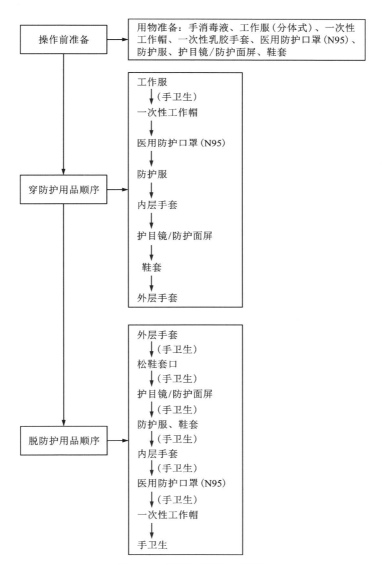

图5-6 三级防护操作流程图

四、手卫生

(一)目的

清除手部污垢和致病微生物,切断经手接触传播感染的途径,预防感染及交叉感染,防止污染清洁物品、无菌物品。

(二)适用范围

1. 洗手:①接触每个患者前后;②从患者污染部位移至清洁部位时;③接触患者黏膜、破损皮肤及伤口前后;④接触患者血体液、分泌物、污物及周围环境物品后;⑤穿脱隔离衣前后,戴口罩和脱口罩前后,脱手套后;⑥进行无菌操作前,接触清洁、无菌物品前。

2. 卫生手消毒:①接触疑似或确诊患者血体液及分泌物或被患者血体液及分泌物污染的物品后;②为疑似或确诊患者行诊疗护理操作后;③处理疑似或确诊患者污物后。

(三)操作步骤

手卫生操作步骤如图5-7所示。

(四)注意事项

1. 七步洗手法的每个步骤揉搓不少于15秒。

2. 当手部没有可见污染时可用速干手消毒剂消毒双手代替洗手。

3. 注意指背、指尖、指缝和关节等易污染和难清洁部位的清洁，使用速干手消毒剂时注意各个部位都揉搓到。

4.洗手时避免污染周围环境。

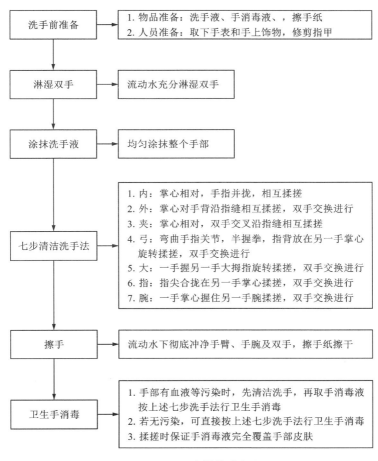

图5-7　手卫生操作流程图

五、医用外科口罩/防护口罩(N95)的使用

(一)目的

阻止对人体有害的可见或不可见的物质吸入呼吸道,保护工作人员和患者,切断飞沫传播感染的途径,预防感染及交叉感染,防止飞沫污染清洁物品、无菌物品。

(二)适用范围

1.医用外科口罩:不易接触疑似或确诊病例的普通人群,日常防护飞沫传播途径的感染。

2.医用防护口罩(N95):可能接触疑似或确诊病例的高危人员,防护飞沫传播途径的感染。

(三)操作步骤

医用外科口罩/防护口罩(N95)的使用操作步骤如图5-8所示。

(四)注意事项

1.应双手按压鼻夹。

2.医用外科口罩为一次性使用,潮湿、破损、污染时及时更换口罩。

3.每次佩戴医用防护口罩进入工作区域时应进行密合性检查,方法为双手完全盖住口罩,快速呼气,若有漏气则应调整鼻夹至不漏气为止。

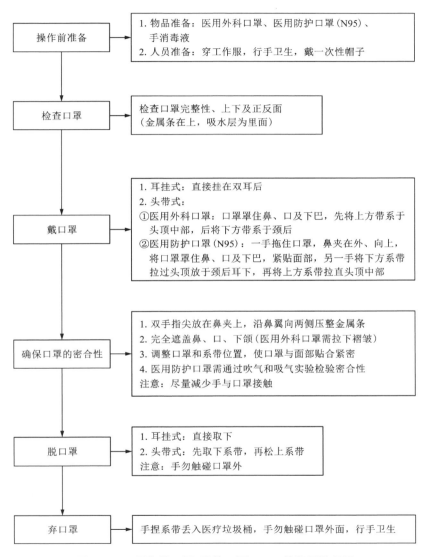

图 5-8 医用外科口罩/防护口罩(N95)的使用流程图

六、护目镜/防护面屏的使用

(一)目的

防止患者的血液、体液等具有感染性物质溅入人体眼部或面部,切断飞沫及接触传播的途径,预防感染及交叉感染。

(二)适用范围

1. 行可能发生血体液及分泌物喷溅的诊疗护理操作时。
2. 近距离接触疑似或确诊患者时。
3. 近距离为疑似患者或确诊患者行可能发生血液、体液及分泌物喷溅的诊疗护理操作时,应佩戴全面型防护面罩。

(三)操作步骤

护目镜/防护面屏的使用操作步骤如图5-9所示。

(四)注意事项

护目镜/防护面屏有破损或污染、影响视物时应及时更换。

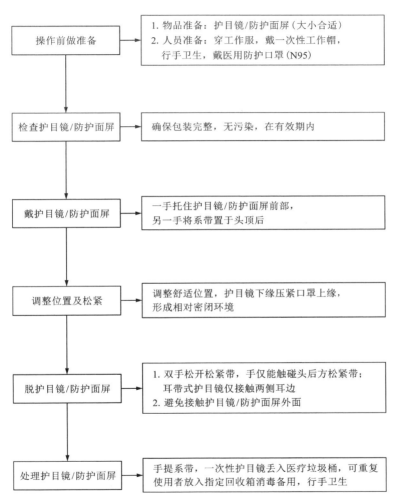

图 5-9　护目镜/防护面屏的使用流程图

七、防护服的使用

(一)目的

保护医务人员避免受到血液、体液和其他感染性物质污染，或用于保护患者，切断飞沫、接触传播的途径，预防感染及交叉感染。

(二)适用范围

接触疑似患者或确诊患者时。

(三)操作步骤

防护服的使用操作步骤如图 5-10 所示。

(四)注意事项

1. 在规定区域穿脱。

2. 穿时避免衣袖触及面部，有破损污染时及时更换；脱时避免污染。

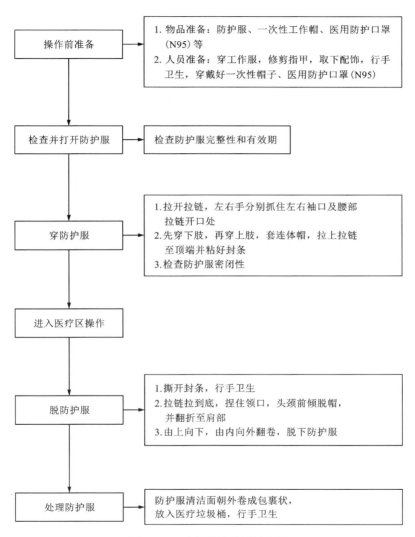

图 5-10　防护服的使用流程图

八、隔离衣的使用

(一)目的

保护医务人员避免受到血液、体液和其他感染性物质污染，或用于保护患者，切断飞沫、接触传播的途径，预防感染及交叉感染。

(二)适用范围

①接触疑似或确诊患者时；②对保护性隔离患者行护理操作时；③可能被患者血体液及分泌物喷溅时。

(三)操作步骤

隔离衣的使用操作步骤如图5-11所示。

(四)注意事项

1. 在规定区域穿脱。

2. 穿时避免衣袖触及面部及衣领，有破损污染时及时更换；脱时避免污染。

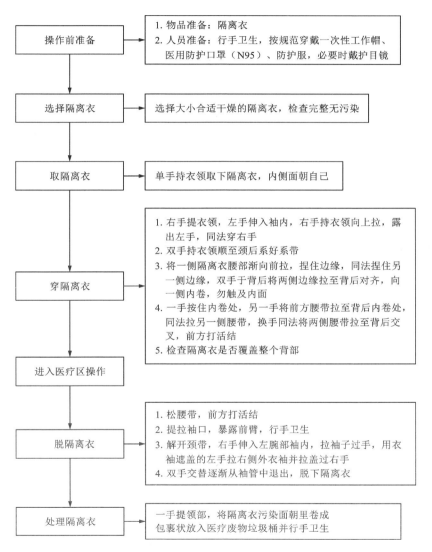

图 5-11　隔离衣的使用流程图

第八节　新型冠状病毒咽拭子采集

一、概述

1. 采集目的。采集分泌物做病原体核酸检测或基因测序。

2. 采集对象。①新冠病毒感染疑似病例、有新冠流行病学史者或相应临床表现不能排除新冠病毒感染者(与新冠确诊、无症状感染者及疑似患者接触史、疫区活动史、与疫区有发热咳嗽等症状人员接触史、聚集性发病);②评估是否达到出院标准的新型冠状病毒感染住院患者。

3. 口咽/鼻咽拭子特点的比较(表5-1)。

表 5-1　口咽/鼻咽拭子特点的比较

	口咽拭子	鼻咽拭子
操作性	可视性较好，操作简单，临床比较常用	操作相对不熟练，不易掌握
耐受性	易出现咽反射：干咳、呕吐	几无咽反射，少数有打喷嚏，部分有疼痛等不适
暴露风险	采集中常需正对患者口腔，取样者暴露风险相对较高	可位于受检者侧方，暴露风险相对较低

续表5-1

	口咽拭子	鼻咽拭子
检出阳性率	阳性率相对低	拭子可在咽部较长时间停留，可获取更足量的标本，阳性率相对较高
适用对象	能配合张口的所有患者	鼻腔通畅的所有患者，尤其是张口受限、昏迷患者

4.解剖位置。

（1）口咽部：位于软腭与会厌上缘平面之间。向前经咽峡与口腔相通，后壁正对第2～3颈椎体，侧壁有腭扁桃体。

（2）鼻咽部：位于鼻腔之后，软腭的后上方。向前经鼻后孔与鼻腔相通，后壁正对第1～2颈椎体。

二、操作前准备

1.环境准备。咽拭子采样室单间（专用），宽敞、明亮、通风（或负压），配备紫外线灯、空气消毒机等消毒设备。

2.物品准备。压舌板、手电筒、手消毒液、75%酒精、垃圾分类装置、一次性采样棒、标本采集管、XG（新冠）专用标本自封袋、XG（新冠）专用密闭转运箱。

3.人员准备。

（1）操作者准备：行二级防护；新型冠状病毒感染确诊及疑似患者行三级防护。

（2）核对患者信息（姓名、性别、年龄等）。

4.患者准备。取口咽拭子标本前2小时尽量避免进食，晨起未漱口未进食时取最佳。

三、标本采集

1. 口咽拭子采集。嘱患者端坐位或半卧位，头稍后仰，张口发"啊"音。若舌根遮挡扁桃体，则用压舌板按压舌前 2/3 部分，充分暴露咽腔。用一次性采样棒擦拭扁桃体、扁桃体窝、腭弓或咽后壁 3~5 次；采样棒头置入标本采集管，弃尾部，旋紧管盖。分类处理医疗垃圾；更换外层手套、手卫生。

2. 鼻咽拭子采集。嘱患者端坐位或半卧位，头稍后仰。询问患者哪侧鼻腔通气较好；左手拇指抬起鼻尖，右手持手电筒检查双侧鼻腔，选择患者通气功能较好或总鼻道较宽敞的一侧，将采样棒平行于鼻腔底部沿总鼻道缓缓深入鼻腔，直至有阻力感，提示已触及鼻咽后壁，停止继续深入，捻转采样棒 2~3 周；采样棒头植入标本采集管，弃尾部，旋紧管盖。分类处理医疗垃圾；更换外层手套、手卫生。

四、标本包装及运送

1. 标本包装。75%酒精喷洒消毒标本采集管的外表面，逐层（共三层）置入专用标本自封袋，均密封消毒。化验申请单置入最外层的标本自封袋，外层自封袋标识"XG"，置于标识"XG"的专用密闭转运箱；75%酒精消毒转运箱的外表面。

2. 标本运送。标本最好即采即送，2 小时内由专人完成运送，尽量选择有细胞保存液的标本试管，避免污染。标本运送过程中，运送人员需至少做到一级防护，运送过程中务必保持标本的密封性。

五、注意事项

1. 口咽拭子。采集部位非舌头、悬雍垂、口腔黏膜处唾液或分泌物。

2. 鼻咽拭子。患者头部稍后仰，利于观察鼻通道和采样，采样棒与颅底平行轻柔插入鼻孔，避免损伤中颅窝，深度要到咽后壁。

3. 采集过程应擦拭(口咽)或旋转(鼻咽)足够的次数或时间以获得足够标本；折断采样棒尾部时动作轻柔，勿使尾部弹起，采集管管盖务必旋紧；避免污染及暴露。

第九节　新型冠状病毒感染防控应急预案

一、普通门诊发现新型冠状病毒感染疑似病例应急预案

新型冠状病毒感染具有人群普遍易感、发病隐匿、传染性强、传播速度快等特点，普通门诊区域随时可能出现新型冠状病毒感染疑似病例，如何科学防范和有序应对此类突发情况，是对医疗机构感染防控能力的考验与挑战。

(一)防范措施

1. 建立门诊新型冠状病毒感染防控工作组织架构。根据卫生行政部门政策要求和医院新型冠状病毒感染防控工作方案，建立

门诊新型冠状病毒感染防控工作组织架构，制订门诊疫情防控管理制度和各岗位工作职责。

2.落实三级预检分诊制度。在门急诊规范设置预检分诊点，新型冠状病毒感染流行期间，所有门诊患者及陪同家属均需接受三级预检分诊，查验健康码和行程码，接受体温检测筛查，询问流行病学史，同时要求全程正确佩戴口罩。对发热患者和疑似新型冠状病毒感染患者，专人护送至发热门诊就诊。

3.避免人员聚集。实施分时段预约诊疗，限制就诊陪同人员数量；严格执行"一医一患"，保持一米以上安全距离排队或候诊；开展互联网在线咨询，指导有发热、咳嗽等呼吸道疾病症状及流行病学史的患者直接到发热门诊就诊。

4.按需配备防护物资。预检分诊点配备非接触红外线监测仪或电子体温计、快速手消毒剂、擦手纸、一次性外科口罩、发热患者登记本，特殊专科预检分诊点配备指脉血氧饱和度检测仪；门诊各科室根据防护级别配备防护用品；建立防护物资台账，定期清点，保障物资充足、完好并在有效期内。

5.做好医务人员个人防护。门诊医务人员按规范穿戴防护用品，做好个人防护，切断传播途径，预防交叉感染，以保护自身和患者。

6.开展新型冠状病毒感染防控知识培训。组织门诊医务人员进行新型冠状病毒感染防控知识培训，并随着疫情进展和防控形势及时更新培训内容，做到人人考核过关。同时组织专题演练和多部门联防联控演练，并针对演练发现的问题，确定解决方案，修订门诊流程，改进门诊工作。

7.落实"五早"措施。按照"及时发现、快速处置、精准管控、有效救治"的工作要求，落实"早预防、早发现、早报告、早隔离、早治疗"措施，全力做好疫情防控工作，有效防控疫情扩散。

8. 督促落实门诊消毒工作。门诊每日定时通风，保持室内空气清新。指导并督促保洁人员按照规范做好门诊环境和物体表面的预防性消毒以及医疗废物的处理。如有新型冠状病毒感染病例，应对其可能污染的环境和物品进行随时消毒；新型冠状病毒感染病例转移后，应立即对其活动过的场所进行终末消毒。

（二）应急措施

1. 立即将疑似病例转移至发热门诊。发现疑似病例，由专人陪同，立即将患者转移离开普通门诊，按照指定路线护送至发热门诊进一步诊疗。指导患者及陪同人员全程正确佩戴口罩，注意咳嗽礼仪，保持至少一米以上安全距离。并做好交接和患者信息登记。

2. 及时上报医院主管部门。预检分诊工作人员或接诊医务人员立即上报门诊部和医院感染管理部门。医院感染管理部门接到报告后立即到现场进行调查，采取防控措施，防止感染扩散。

3. 妥善安置可疑暴露的医务人员。跟疑似病例有密切接触的医务人员，暂停门诊工作，安排至专用的隔离区域，等待疑似病例诊断明确后再做处置。

5. 做好消毒处置。按照《医院感染管理办法》相关要求，指导保洁人员对疑似病例可能污染的环境和物品进行消毒。

6. 按照诊疗方案确诊救治疑似病例。疑似病例转送至发热门诊后按照《新型冠状病毒感染防控方案》和发热门诊流程进一步诊疗。如患者确诊为新型冠状病毒感染而接诊医院为非定点救治医院，应将患者转送至定点医院进一步救治。

(三) 处理流程

发现新型冠状病毒感染疑似病例→立即派专人护送至发热门诊→及时上报医院主管部门→妥善安置可疑暴露的医务人员→做好消毒处置→按照诊疗方案确诊救治疑似病例。

二、医务人员新型冠状病毒感染相关职业暴露应急预案

医务人员职业暴露是指医务人员从事诊疗、护理、科学实验等工作中受到物理、化学或生物等有害因素影响，直接或间接地对人体健康造成损害甚至危及生命的情况。新型冠状病毒感染传播途径主要是经呼吸道飞沫及接触传播，在相对封闭的环境中长时间暴露于高浓度气溶胶情况下存在经气溶胶传播的可能。新型冠状病毒感染传播性极强，医务人员在诊疗、护理疑似或确诊病例期间，以及处理相关用物及医疗废物期间，若防护意识不强、防护措施不到位，可能出现呼吸道暴露、血液体液暴露等职业暴露。另外，医务人员在诊疗、护理等活动过程中，可能出现防护服、手套破损及护目镜、面屏、口罩脱落等情况，带来职业暴露风险。

(一) 防范措施

1. 制订医务人员新型冠状病毒感染相关职业暴露应急预案，按照预案进行演练。

2. 加强职业安全防护知识培训，遵守各项操作技术规范。

3.熟练掌握新型冠状病毒感染防护技术，提高感控意识和自我防护意识。

4.严格执行三级预检分诊制度，严格筛查新型冠状病毒感染疑似患者，并按规定做好分级防护，确保防护服、手套完整无破损，护目镜、面屏、口罩不脱落。

5.备好防护物资和应急防护物资，根据分诊导医人员承担的工作提供相应级别的防护用品，随时调配应急防护物资。

6.根据岗位工作性质及医务人员身体、心理状况，合理安排人力，每班有机动人员可以随时调配，避免过度疲劳。

(二)应急措施

医务人员发生职业暴露后，应立即采取适当方式处置暴露部位，及时按职业暴露流程上报并登记。针对不同场景发生新型冠状病毒感染相关职业暴露，采取相应应急措施：

1.呼吸道暴露。

发生呼吸道暴露后，尽快脱离暴露现场，或立即佩戴合格口罩撤离现场，至指定区域内按标准脱卸程序脱去防护用品。及时上报医院院感控制中心，根据暴露情况评估是否需要隔离，隔离期间如被诊断为新型冠状病毒感染病例或无症状感染者，转至定点医院隔离治疗。

2.血液体液暴露。

(1)发生针刺伤时，及时至指定区域内脱去手套，从近心端向远心端轻柔挤出受伤部位血液，用碘伏或75%乙醇擦拭消毒，戴无菌手套；至脱卸区脱卸防护用品后，到清洁区再次进行伤口消毒处理，必要时进行包扎，上报医院感控制中心做好登记，根据暴露情况给予指导和相应预防治疗措施，做好跟踪随访。

（2）黏膜暴露后，及时至指定区域内用大量生理盐水冲洗；至脱卸区脱卸防护用品后，到清洁区再次冲洗处理。上报医院感控制中心做好登记，根据暴露情况给予指导和相应预防治疗措施，做好跟踪随访。

（3）防护用具被血液、体液污染后，及时至指定区域脱卸防护用品，上报医院感控制中心做好登记，根据暴露情况给予指导和相应预防治疗措施，做好跟踪随访。

3.医务人员防护服破损。

（1）评估防护服破损程度，确定暴露风险程度。

（2）如无暴露风险，采取相应措施后可继续工作。如存在暴露风险，及时撤离现场，至指定区域内按流程脱卸防护用品，采取相应措施，报告医院感控制中心，根据暴露情况给予指导和相应预防治疗措施，做好跟踪随访。

4.医务人员手套破损。

手套破损分为手套破损、手套破损且有皮肤损伤。发现手套破损后，先评估手套破损情况，再决定处理流程。

（1）发现手套破损，实施手卫生后撤离至指定区域脱去破损手套，实施手卫生后重新戴手套后可继续工作。

（2）发现手套破损且有皮肤损伤，及时撤离现场至指定区域实施手卫生，脱去手套，进行伤口局部清洗、消毒、包扎后重新戴无菌手套，按流程脱掉防护用品，对伤口进行再次处理，上报医院感控制中心并做好登记，追踪随访。

5.医护人员护目镜、面屏、口罩脱落。

（1）医护人员护目镜、面屏、防护口罩松脱应立即更换。

（2）无暴露风险，更换后可继续工作。有暴露风险应及时撤离现场至指定区域，按流程脱摘防护用品，评估风险是否可以继续工作，上报医院感控中心并做好登记，评估风险，给予指导。

（三）处理流程

医务人员新型冠状病毒感染相关职业暴露→立即撤离暴露现场→至指定区域内采取相应措施→及时上报医院感控中心→根据暴露情况评估是否需要隔离→跟踪随访→新型冠状病毒感染确诊病例或无症状感染者转至定点医院隔离治疗。

附：新型冠状病毒感染疑似病例门诊就医演练方案

一、模拟场景

患者，男，53岁，在医院门诊一级预检通道筛查时发现其健康码为黄色。经询问，患者5天前有XX中风险地区旅居史，近两日出现咳嗽、发热，遂来我院就医。

二、演练部门

1.总指挥：医疗副院长。

2.参加部门：医院感染控制中心、医务部、护理部、社会事务部、门诊部、药学部、医学装备部、后勤保障部、安全保卫部。

三、部门职责与分工

1. 门诊部：负责预检分诊、现场应急协调和发热门诊诊疗。

2. 医务部：负责成立专家组，承担患者的诊治工作。

3. 护理部：组织紧急调配护理人员成立应急救援队，保证护理人员到位。

4. 医院感染控制中心：指导感染科备好发热门诊及隔离病房，落实各项消毒隔离设施，做好传染病流行病学调查工作以及疫情上报工作。

5. 药学部、后勤保障部：负责各项急救物质药品及抢救设施送达病房，保证仪器设备完好备用。

6. 安全保卫部：负责维护现场秩序和信息传递工作。

四、具体演练步骤

(一)患者收治演练

1. X 年 X 月 X 日下午三点，门诊一级预检分诊人员发现一例健康码为黄码的男性患者，体温检测仪显示其体温为 37.6℃。自诉 5 天前有 XX 中风险地区旅居史，近两日出现咳嗽、发热，遂来我院就医。工作人员立即将患者护送至发热鉴别台，同时指导患者全程正确佩戴好外科口罩，注意咳嗽礼仪，保持安全距离。发热鉴别台工作人员复测患者体温 37.6℃，详细登记患者信息后，手持"请保持一米以上安全距离"牌，按照医院指定路线护送患者至发热门诊，与发热门诊工作人员做好交接。

2. 患者在发热门诊完善血常规、肺部 CT 及核酸检查后，发现肺部 CT 有疑似新型冠状病毒感染病灶，立即电话通知发热排查病房做好收治患者准备，并为患者准备好相关生活物品。

3. 发热门诊专人将患者从专用通道送至隔离病房，护士穿戴二级防护，在留观处置室接待患者，再次核对患者信息，做好卫生处置，护送至指定病床。

4. 隔离区医生穿戴二级防护，对患者进行床旁查房、询问病情。使用对讲机指导潜在污染区医生开具医嘱，记录病历，与家属做好沟通工作。

5. 潜在污染区护士做好信息登记，根据医嘱做好取药、配置药液、准备采血管等准备工作，将治疗护理所需物品由缓冲间传递至隔离区。

6. 隔离区护士根据患者病情实施分级护理，严密观察病情，监测生命体征，落实基础护理等，及时完成各项治疗工作。

(二) 隔离患者外出检查

1. 如患者病情需要，潜在污染区医生开具医嘱，电话通知家属缴费。

2. 隔离区护士（穿戴二级防护）将患者通过专用通道护送患者至发热门诊 CT 室行 CT 检查。

3. 检查完后按原路返回。

(三) 留观隔离患者分流

1. 若新型冠状病毒核酸检测结果为"阳性"，结合临床，为新型冠状病毒感染确诊病例。完善相关上报信息，待病情稳定后联系 XX 定点医院并转院。

2. 若结果为"可疑阳性",间隔 24 小时再次采样,新型冠状病毒核酸检测 2 次阴性,方可解除隔离。

3. 若结果为"阴性",如果患者无明确流行病学史且肺部病变不支持病毒性感染,可解除隔离。告知患者"严密居家隔离 14 天,不适随访";如患者有流行病学史,且高度疑似,需隔日采样,新型冠状病毒核酸 2 次以上阴性,才能解除隔离,必要时全院会诊决定。

(四)符合解除隔离条件患者,院内转运

1. 潜在污染区医生先与解除隔离患者沟通;如病情允许,可通知患者自行前往专科门诊或急诊就诊;如需住院,与相关科室协商,收住入院。

2. 潜在污染区护士通知患者家属在指定区域等待。

3. 如解除隔离患者病情允许,可自行通过专用通道离开,解除隔离。

4. 如患者病情危重,隔离区医、护着二级防护,将患者通过专用通道,转送到 1 楼;同时潜在污染区医护(穿白大褂、戴 N95 口罩、一次性工作帽、一次性手套、护目镜、带酒精喷壶),乘工作人员电梯至 1 楼接患者及物品;并通过工作人员通道到将患者送至接收科室,并做好交接工作。

五、总结

详细记录调查内容,写出调查报告,总结经验,制订防范措施,对医院突发公共卫生事件评估,撰写评估报告。

六、上报上级卫生部门和疾控中心

医院感染控制中心整理调查资料，并将感染事件的调查处置全过程上报 XX 省卫生健康委员会和 XX 市 XX 区疾病预防控制中心。

七、演练点评

总指挥对演练进行点评，各科室针对存在的问题进行整改与落实。

第六章

门诊分诊导医应知应会

第一节　门诊分诊导医工作范畴及知识储备的必要性

　　范畴一般指的是人的思维对客观事物的普遍本质的概括和反映，工作范畴即人们对工作关系的理性认识所形成的概念。门诊分诊导医工作贯穿于门诊就诊患者的整个就医过程，分诊导医工作范畴包括从患者进入门诊，直至就诊完毕离开门诊所提供的精准导医、科学分诊、健康咨询与宣教、病情观察与突发事件处置等全程服务。

　　门诊分诊导医人员具备过硬的专业知识和专业技能是为门诊患者提供优质、高效服务的基础。只有熟知了门诊工作的各项流程，才能正确引导患者顺利完成门诊就医，为患者节省时间，为医院节省空间；只有掌握了各专科的常见病症，才能根据患者的症状和病史，科学地为患者进行分诊，精准安排患者到相关的专科就诊，对患者提供健康咨询和健康宣教；只有熟悉了各项检验检查的相关知识，才能合理指导患者就医，减少患者往返次数，缩短患者诊疗时间；只有熟练掌握门诊突发事件的应急处置，才能提高快速反应能力，得心应手地处理各类疾病的突发状况及门诊公共突发事件，保证患者安全和门诊安全。

第二节 门诊分诊导医培训方案

一、新进人员培训方案

（一）培训目标

1.熟悉医院环境和功能布局，了解医院和门诊文化，并根植于工作行为中。

2.熟悉医院和门诊各项规章制度、职责、服务规范。

3.熟悉就诊流程和预约诊疗模式，能正确指引患者就诊。

4.掌握门诊工作应急预案，能及时处理各种突发事件。

5.掌握各专科分诊知识、基础理论、基本专业技能，了解专科出诊医生情况。

6.具备良好的服务形象和沟通技巧。

（二）培训内容

1.医院和门诊概况、环境布局、门诊文化和服务理念。

2.医院和门诊规章制度、岗位职责及服务规范。

3.就诊流程和预约诊疗。

4.徒手心肺复苏(CPR)、简易呼吸器的使用、电除颤等急救技术。

5.门诊工作应急预案。

6.专科常见病症预检分诊。

7.预检分诊和防护技术操作流程。

8.服务礼仪和沟通技巧。

(三)培训方法

1.由主管负责人进行新进人员理论授课。

2.实施岗位轮训,试用期一对一带教。

3.以现场操作示教和网络视频等形式进行技能培训。

4.由礼仪专家通过讲解和示范等形式进行服务礼仪和沟通技巧培训。

5.发放学习资料,采取自学与集中讲课相结合的形式学习。

(四)考核方法

1.试用期满,考核理论知识、徒手心肺复苏和电除颤等急救技能,合格者录用。

2.每周带教老师进行督查考核。

3.每天利用晨会抽查分诊知识和礼仪沟通技巧。

4.随机抽查考核门诊突发事件应急处理能力的掌握情况。

二、规范化培训方案

(一)培训目标

1.具备良好的职业道德素养,能严格执行各项核心制度,落实岗位职责。

2.具有良好的服务意识,服务行为规范,提升门诊窗口形象。

3.熟练掌握各专科分诊知识和常见检验检查注意事项,了解各专科新技术、新业务。

4.及时宣传报道分诊导医工作中的好人好事,传递正能量。

(二)培训内容

1.医院核心制度与岗位职责。

2.常见检验检查须知。

3.礼仪及服务行为规范系列培训。

4.专科新技术、新业务培训。

5.宣传稿件、科普文章写作。

(三)培训方法

1.由主管负责人定期理论授课,同时结合案例进行分析讨论。

2.以现场操作示教和网络视频等形式强化急救技能。

3.由礼仪专家通过讲解和示范等形式进行服务礼仪及服务行为规范系列培训。

4.由专科医生对新开展新知识、新业务进行讲授。

5.发放学习资料，采取自学与集中讲课相结合的形式学习。

(四)考核方法

1.每年对分诊导医人员进行徒手心肺复苏、简易呼吸器的使用、电除颤等急救技能考核。

2.每季度进行专业知识理论考核和工作质量督查考核。

3.护士长每月例会抽考提问分诊导医人员。

4.护士长每月不定时检查礼仪及服务行为。

第三节　常见病症分诊

症状是指疾病过程中机体内的一系列机能、代谢和形态结构异常变化所引起的患者主观上的异常感觉或某些客观病态改变。症状表现有多种形式，有些只有患者自己才能感觉到，如疼痛、眩晕等；有些不仅患者自己能感觉到，同时通过客观检查也能发现，如发热、呼吸困难等；也有些患者自己无异常感觉，是通过客观检查才发现的，如黏膜出血、腹部包块等；还有些症状或现象是否发生了变化(不足或超过)，如肥胖、消瘦、多尿、少尿等，需通过客观评定才能确定。综上所述，广义的症状，也包括了一些体征。体征是指医生在检查患者时所发现的异常变化。与症状有别，症状是患者自己向医生陈述(或是别人代述)的痛苦表现，而体征是医生给患者检查时发现的具有诊断意义的征候。

临床症状很多，在本章节中，主要介绍常见症状和分诊知识，分诊导医人员只有掌握了这些知识，才能正确指导患者就诊，提高分诊准确率。

一、发热

发热是指机体在致热原作用下或各种原因引起体温调节中枢的功能障碍时，体温升高超出正常范围。多种原因可以引起发热，临床上可分为感染性发热和非感染性发热，以前者多见，可由病毒、细菌、支原体、寄生虫等引起。根据测试部位的不同，体温的正常值稍有差异。正常体温的范围为口温 36.3℃~37.2℃，肛温 36.5℃~37.7℃，腋温 36.0℃~37.0℃。以口腔温度为标准，可将发热分为：①低热：体温为 37.3℃~38℃；②中等热：体温为 38.1℃~39℃；③高热：体温为 39.1℃~41℃；④超高热：体温为 41℃以上。

【常见病症分诊】

1.发热伴寒战、咽痛、咳嗽、咳痰、胸痛、气促，首诊于呼吸内科。

2.以发热、干咳、乏力为主，伴鼻塞、流涕、咽痛、结膜炎、肌痛、腹泻及嗅觉、味觉减退或丧失，见于新型冠状病毒感染，首诊于发热门诊。

3.发热伴腰肋部疼痛、颜面部水肿、尿频、尿急或血尿，首诊于肾病内科。

4.发热伴关节痛、肝脾肿大、皮疹，常见于风湿热、结核病、结缔组织病，首诊于风湿免疫科。

5.发热伴黄疸、肝肿大或腹泻等，首诊于肝病专科或消化内科。

6.持续发热、出汗、乏力、胸骨压痛、贫血、肝脾及淋巴结肿大，皮肤黏膜有出血倾向，首诊于血液内科。

7.发热伴下腹持续疼痛、盆腔肿块等，首诊于妇科。

8.发热伴尿频、尿急或血尿，常见于泌尿系统感染疾病，首诊于泌尿外科。

9.发热伴腹痛、腹部包块，首诊于普外科。

10.发热伴结膜充血、皮疹等，常见于麻疹、猩红热、斑疹伤寒，首诊于感染科。

11.发热伴流脓性鼻涕、耳流脓、咽痛及扁桃体化脓，首诊于耳鼻喉科。

12.发热伴牙痛、牙龈肿痛，首诊于口腔科。

二、咳嗽

咳嗽是一种反射性防御动作，是人体的一种保护性措施，通过咳嗽可以清除呼吸道内的分泌物或异物，对机体是有益的。当长期、频繁、剧烈咳嗽影响正常工作与休息时，则失去保护性意义，还会引起咽喉痛、声嘶和呼吸肌痛等。持续剧烈的咳嗽还会使有基础疾病的患者出现相关并发症，如呼吸道感染扩散及出血、诱发自发性气胸等。咳嗽的病因较多，除呼吸道疾病外，胸膜疾病、心血管疾病、中枢神经因素及某些药物或心理因素都能引起咳嗽。

【常见病症分诊】

1.单纯咳嗽或以咳嗽为主要表现，首诊于呼吸内科。

2.咳嗽伴哮鸣音、呼吸困难及胸闷，常见于支气管哮喘等，首诊于呼吸内科。

3.咳嗽伴脓痰、咯血、呼吸困难及杵状指(趾),常见于支气管扩张、支气管肺癌等,首诊于呼吸内科。

4.刺激性干咳(咳嗽无痰或痰量甚少称为干性咳嗽,咳嗽伴有痰液称湿性咳嗽)或咳血、不发热,应注意是否由肺癌引起,首诊于呼吸内科;已确诊肺癌的患者若行手术治疗,首诊于胸外科;如考虑药物治疗,首诊于肿瘤科。

5.剧烈咳嗽伴呼吸困难、撕裂样胸痛,可见于自发性气胸,首诊于胸外科。

6.有结核病家族史或结核病接触史,咳嗽时有血丝,特别是咳血、盗汗,常见于肺结核,需前往结核病专科医院就诊。

7.剧烈咳嗽伴呼吸困难、咯血、吞咽困难、上睑下垂、声嘶、上臂麻木及肩胛区疼痛等,常见于纵隔肿瘤,首诊于胸外科。

8.餐后咳嗽或平卧、弯腰、夜间阵发性咳嗽,伴上腹部(剑突下)烧灼感、反酸明显,且与季节无关,见于胃食管反流病,首诊于消化内科。

三、胸痛

胸痛是指颈与胸廓下缘之间疼痛,疼痛性质可呈多种,是常见症状之一。造成胸痛的原因复杂多样。胸痛的程度与患者对疼痛的刺激感受相关,与疾病程度是不完全一致的。引起胸痛的病因主要以胸部疾病为主,心脏疾病是导致胸痛的最主要原因。

【常见病症分诊】

1.撕裂样胸部疼痛、剧烈咳嗽伴呼吸困难,常见于自发性气胸,首诊于急诊医学科。

2.突发持续剧烈的胸痛,伴有后背痛、血压升高、甚至面色苍白、出汗、四肢皮肤湿冷等休克症状,考虑主动脉夹层,首诊于急诊医学科。

3.胸痛伴有咳嗽、咳痰和(或)发热、呼吸困难、咯血等,首诊于呼吸内科。

4.持续30分钟以上,在心前区有压榨性疼痛或憋闷感(疼痛与憋闷部位主要指胸骨后方),向左下方可延伸到左侧肋骨、上腹部(误认为胃痛),向上可至左侧肩、背部甚至面颊部(误认为牙痛)伴乏力、心悸、气促、烦躁等,常见于心绞痛、心肌梗死,首诊于心血管内科;病情严重者应立即前往急诊医学科就诊。

5.针刺样、烧灼样胸部疼痛呈带状分布,疼痛感在咳嗽、深呼吸时加重,伴有头痛、发热、鼻塞及疲劳等症状,常见于肋间神经炎,首诊于神经内科。

6.食管或胸骨后疼痛,进食时发作或加剧,伴吞咽困难,常见于食管疾病,首诊于消化内科。

四、心悸

心率是指正常人安静状态下每分钟心跳的次数,也叫安静心率,正常范围是60~100次/分,心率<60次/分为心动过缓,当心率>100次/分时则为心动过速。心悸是指患者本人主观感受到心脏跳动的不适感。对这种不适感可有不同的描述,如"心慌感",胸部"扑动感""落空感"和"漏跳感"。心悸的发病机制可能与心脏活动的频率、节律或收缩强度的改变有关,也可能仅单纯由心脏神经症所致。当健康人如果只是在剧烈运动或精神极度紧张、亢奋时,或饮用浓茶、咖啡、酒后而感到心悸,一般属于正常情况,则无须特殊治疗,经休息或消除诱因后可正常缓解。但是在某些病理情况下，如心率过快、心率过慢以及心脏期前收缩时，患者的主要症状则为心悸。少数情况下，如心脏神经官能症或过度焦虑的患者，虽然没有心律失常或器质性心脏病，但由于交感神经张力增高，心跳有力，患者也常因心悸而就诊。因此，在分诊时一定要仔细询问患者心悸时伴随的症状和既往相关病史，只有这样才能了解心悸的严重程度与发病原因，指导患者正确就诊。

【常见病症分诊】

1. 心悸伴胸闷气促、咳嗽咳痰、头晕乏力、尿量异常、四肢水肿、食欲下降及血压异常等，首诊于心血管内科。

2. 心悸伴发热、盗汗、呼吸困难、咳嗽、腹痛或腹泻，常见于心包炎、心肌炎等，首诊于心血管内科。

3. 心悸伴心前区不适、端坐呼吸、乏力、疲劳、头晕等，常见于心脏瓣膜疾病，需手术治疗时首诊于心血管外科。

4. 心悸伴胸闷、咳嗽咳痰、活动后气促等，既往有呼吸系统疾病史，首诊于呼吸内科。

5. 心悸伴阵发性高血压、高血糖、头痛和多汗，常见于嗜铬细胞瘤，首诊于代谢内分泌科。

6. 心悸伴消瘦、多汗、多饮、多食，常见于甲状腺功能亢进，首诊于代谢内分泌科。

7. 心悸，更年期患者，无其他症状，首诊于妇科。

8. 心悸伴失眠、头晕和乏力等神经衰弱症状，常见于心脏神经官能症，首诊于神经内科或精神科。

五、呼吸困难

呼吸困难是主观感觉和客观征象的综合表现，患者自身感觉空气不足或呼吸费力，客观上表现为呼吸频率、节律和深度的改变。严重时可出现张口呼吸、鼻翼扇动、端坐呼吸，甚至发绀。引起呼吸困难的常见原因是呼吸系统疾病和循环系统疾病，如哮喘、心力衰竭等；喉炎、酸中毒、过度肥胖、缺血性心肌病等也能导致呼吸困难。

【常见病症分诊】

1.吸气困难伴发热、声嘶、咽喉肿痛、吞咽苦难等，常见于喉炎、会厌炎，首诊于耳鼻喉科。

2.发作性呼吸困难伴哮鸣音，常见于哮喘，首诊于呼吸内科。

3.呼吸困难伴咳嗽、大量脓痰，常见于肺脓肿，首诊于呼吸内科；患者需手术治疗时首诊于胸外科。

4.呼吸困难伴有胸痛、胸闷及刺激性咳嗽，患者不能平卧，需采取健侧卧位才能缓解症状，可见于气胸，首诊于胸外科。

5.呼吸困难伴眼睑下垂、复视、声嘶、吞咽困难及四肢乏力等，有晨轻暮重的特点，常见于重症肌无力，首诊于神经内科。

6.呼吸困难伴乏力、食欲减退、恶心、呕吐、多尿及嗜睡，呼气中有烂苹果味，可见于糖尿病酮症酸中毒，首诊于代谢内分泌科。

7.呼吸困难伴水肿、疲乏、食欲不振，呼出气体中有尿（氨）味，可见于尿毒症，首诊于肾病内科。

六、恶心与呕吐

恶心为上腹部不适和紧迫欲吐的感觉，常伴有迷走神经兴奋的症状，如皮肤苍白、出汗、流口水、血压降低等，常为呕吐的前奏。通常恶心后随之呕吐，但也可只有恶心无呕吐，或者有些呕吐可无恶心的先兆。呕吐是由于食管、胃和肠道内容物（食糜）受到强力挤压经过食道由口腔排出体外的现象，伴有腹肌强力痉挛性收缩。二者均为复杂的反射动作。恶心呕吐的病因按照发病机制可以归纳为三类：反射性呕吐、中枢性呕吐和内耳前庭障碍性呕吐。

【常见病症分诊】

1.恶心呕吐伴腹泻、腹痛，首诊于消化内科。

2.恶心呕吐伴中上腹部疼痛和反酸，有规律的发作，呕吐后腹痛可缓解，常见于消化性溃疡疾病，首诊于消化内科。

3.恶心呕吐反复发作，伴腹痛、腹胀及肛门停止排气排便，呕吐后腹痛不能缓解，首诊于胃肠外科。

4.恶心呕吐伴厌食、腹泻及右下腹疼痛（患者仅有隐痛或不适），常见于阑尾炎，首诊于胃肠外科。

5.恶心呕吐伴轻度乏力、腹胀及黄疸，常见于肝炎、肝硬化，首诊于肝病专科或消化内科。

6.患者多在饱餐、进食油腻食物后出现右上腹胀痛不适，还伴有黄疸、发热及寒战等，首诊于胆胰外科。

7.恶心呕吐伴肉眼血尿、腰疼、下腹部疼痛及尿频、尿痛、尿急等，首诊于泌尿外科。

8.呕吐伴胸痛、心悸或上腹痛，患者既往有高血压、心绞痛等病史，首诊于心血管内科。

9.恶心呕吐伴高热、头痛、颈项强直等，首诊于神经内科。

10.恶心呕吐伴疲乏、食欲减退、多尿、口干及呼出的气体中有烂苹果味，首诊于代谢内分泌科。

11.已婚育龄妇女晨起呕吐且停经，首诊于妇产科。

12.恶心呕吐伴眩晕、眼球震颤、耳鸣、听觉障碍、出汗及面色苍白等，常见于眩晕症，首诊于耳鼻喉科。

13.恶心呕吐伴头痛、眼胀、眼痛、视力模糊及血压升高等症状，常见于青光眼，首诊于眼科。

14.呕吐伴数十次腹泻、排"米泔样"便，常见于霍乱，属于甲类传染病之一，首诊于感染科。

七、吞咽困难

吞咽困难是指食物从口腔至胃、贲门运送过程中受阻而产生咽部、胸骨后或食管部位的梗阻停滞感觉。可由食管、口咽部等疾病引起，也可由吞咽肌肉的运动障碍所导致。在分诊时，应将器质性疾病所致的吞咽苦难与假性吞咽困难相区别，后者没有食管梗阻的基础病变，患者往往无法准确指出有阻塞感的具体部位，均不影响进食。

【常见病症分诊】

1.吞咽困难伴胸痛、哮喘和呼吸困难，首诊于胸外科。

2.进行性吞咽困难伴胸骨后异物感、剑突下（上腹部）烧灼刺痛感、声嘶及体重明显下降等症状，常见于食管癌，首诊于胸外科。

3.吞咽困难伴异物梗阻感、吞咽疼痛、反酸、烧心及咳嗽等，常见于食管异物，首诊于消化内科。

4. 吞咽困难伴胃灼热、反酸、吞咽痛、发热及胸痛等，常见于胃食管反流病，首诊于消化内科。

5. 吞咽困难伴呛咳、呃逆、胸骨后疼痛或不适、咳嗽、咳痰等，常见于贲门失弛缓症，首诊于消化内科。

6. 吞咽困难伴胸闷、呼吸困难、面色苍白，既往有心脏疾病史，首诊于心血管内科。

7. 吞咽困难伴咀嚼无力、饮水呛咳、上眼睑下垂及抬头困难等，首诊于神经内科。

8. 伴反酸、烧心、吞咽后有发噎感，患者在受寒或紧张后手指皮肤由苍白变红、变紫，并有疼痛和僵硬感，首诊于风湿免疫科。

9. 吞咽困难伴喘鸣、呼吸困难、声嘶、颈部肿大，常见于甲状腺疾病，首诊于代谢内分泌科。

10. 吞咽困难伴有抑郁、焦虑，无器质性疾病，可正常进食，首诊于精神科。

八、头痛

头痛是指额、顶、颞及枕外隆突连线以上的疼痛。国际头痛疾病分类第 3 版（beta 版）将头痛分为三大类：①原发性头痛；②继发性头痛；③痛性脑神经病、其他面痛和其他头痛。可以将原发性头痛视为一种独立的疾病，而继发性头痛则是继发于其他疾病的一种症状。如若患者反复或持续头痛，可能是一些严重器质性疾病的早期症状，应引起重视。

继发性头痛的病因较为复杂，常常涉及遗传、饮食、内分泌和精神因素等。继发性头痛则通常存在明确的病因,病因分类如下:①颅脑病变:由感染、血管病变、占位病变或外伤引起;②颅外病变:由颅骨疾病、颈部疾病、神经痛及眼耳鼻疾病所致;③全身性疾病:其中包括急性感染、心血管疾病、中毒等;④精神心理因素:神经衰弱及癔病性头痛。

【常见病症分诊】

1. 头痛呈搏动性或头痛剧烈伴有恶心呕吐、意识障碍、神经系统症状(肢体无力、麻木、抽搐、视力障碍等),首诊于神经内科;反复发作的慢性头痛,有或没有先兆,持续数秒至数十小时者,仍首诊于神经内科。

2. 头痛发生于头部外伤后,伴熊猫眼、颈项强直,应考虑患者是否有颅骨骨折、颅内出血、蛛网膜下隙出血、脑震荡和震荡后综合征等,首诊于神经外科。

3. 患者既往有高血压病史,头痛发生与血压升高有关,常为复发性头痛,首诊于心血管内科。

4. 头痛伴眼周围及眶上方疼痛、视力障碍,首诊于眼科。

5. 前额、面颊部痛伴流脓性鼻涕,或颞侧疼痛、耳流脓及听力减退者,首诊于耳鼻喉科。

6. 头痛常与头部水平转动密切相关,伴头晕和手臂麻木者,首诊于脊柱外科。

九、眩晕

眩晕是患者感到自身或周围环境物体旋转、倾倒及起伏的一种主观感觉障碍,常伴有客观的平衡障碍,一般没有意识障碍。临床上将眩晕分为真性眩晕和假性眩晕。真性眩晕由眼、本体觉或前庭系统疾病而引起，是指睁眼外界物体旋转，闭眼自身旋转的感觉；假性眩晕是指患者感觉"飘飘荡荡"，头晕眼花，没有明确转动感，多由全身系统性疾病引起，如心血管疾病、脑血管疾病、贫血、尿毒症、药物中毒、内分泌疾病及神经官能症等。

【常见病症分诊】

1.眩晕伴耳鸣、听力下降、眼球震颤及恶心、呕吐、面色苍白等，常见于梅尼埃病，首诊于耳鼻咽喉科。

2.有化脓性中耳炎和中耳手术史，眩晕呈阵发性或继发性，伴恶心呕吐，首诊于耳鼻咽喉科。

3.头部位置变动而出现强烈眩晕，伴恶心、呕吐等，常见于耳石症，首诊于耳鼻喉科。

4.乘坐交通工具后出现眩晕、头痛、恶心、呕吐、面色苍白、出冷汗等症状，常见于晕动症，首诊于耳鼻喉科。

5.老年人有高血压病，伴眩晕、头痛、耳鸣等症状，首诊于心血管内科。

6.眩晕常在头部突然转动或体位突然变化时出现，常见于体位性低血压，首诊于心血管内科。

7.眩晕伴进行性耳鸣和听力下降、头痛、复视、构音不清及短暂意识丧失、抽搐，首诊于神经内科。

8.眩晕伴乏力、疲劳、皮肤黏膜苍白等症状，常见于贫血，首诊于血液内科。

9.心理压力过大，或长期处于精神紧张以及焦虑的状态造成的眩晕症，出现耳鸣、眼震、头胀、恶心和呕吐等症状，首诊于精神科。

十、腰背痛

腰背痛是指患者主观感受到腰背部疼痛的感觉。许多疾病可引起腰背痛，局部病变引起者占多数，可能与腰背部长期负重，其结构易于受损有关。其他邻近器官病变波及或放射性腰背痛也很常见，如泌尿生殖系统疾病、消化道疾病、心血管系统疾病、肿瘤等。

【常见病症分诊】

1.有明显外伤史，常因暴力引起腰背部疼痛伴感觉障碍、活动受限、脊椎后突或侧突畸形，甚至大小便失禁，常见于脊椎骨折，首诊于脊柱外科。

2.腰痛伴坐骨神经痛、下肢麻木、冷感或间歇性跛行，卧床休息时疼痛缓解，常见于腰椎间盘突出，首诊于脊柱外科。

3.剧烈而持续的腰背痛，休息及药物均难以缓解，伴双下肢疼痛、麻木无力等症状，常见于脊椎肿瘤，首诊于脊柱外科。

4.腰骶部酸痛、钝痛，休息时缓解，劳动后加重，伸腰或叩击腰部时疼痛可以缓解，常见于腰肌劳损，首诊于脊柱外科。

5.腰背部疼痛伴午后低热、盗汗、体重下降等，常见于脊柱结核，首诊于脊柱外科。

6.腰背痛伴尿频、尿急、排尿不尽，常见于尿路感染、前列腺炎等；腰背痛剧烈伴血尿，常见于肾结石或输尿管结石。这两种情况均首诊于泌尿外科。

7.腰背痛伴反酸、嗳气及上腹部胀痛，首诊于消化内科。

8.背痛伴咳嗽、咳痰，疼痛感常在深呼吸时加重，首诊于呼吸内科。

9.下腰腹痛伴下小腹坠胀感、月经异常、痛经、白带过多，常见于妇科疾病，首诊于妇科。

十一、关节痛

关节痛是指一个或多个关节部位的疼痛感觉。可同时表现为关节肿胀、瘀斑、畸形、皮温增高和功能障碍等。不同患者对疼痛的耐受性不同，对疼痛的反应也不相同，但一般疼痛程度和病情严重程度是平行的。轻者不影响日常生活与活动，重者则生活不能自理。引起关节痛的疾病很多，如韧带损伤、软骨损伤、关节滑膜炎、自身免疫性疾病、外伤、骨关节炎、骨质疏松等。由此可见关节痛不仅仅局限在关节，许多患者还有全身疾病或其他伴随症状。

【常见病症分诊】

1.关节痛伴发热、乏力、局部红肿灼热，好发于儿童及老年体弱患者。男性居多，常见于化脓性关节炎，首诊于骨科。

2.剧烈运动和外部暴力后出现关节痛，伴关节肿胀、皮下淤血及青紫、关节活动受限，常见于韧带损伤，首诊于骨科。

3.外伤或过度劳损后关节痛，伴关节肿胀；膝关节活动时突然不能屈伸、听到患侧关节处有响声，常见于软骨损伤、关节滑膜炎等疾病，首诊于骨科。

4.全身骨关节痛、乏力，甚至腰背痛，跌倒、摔落时容易发生骨折，常见于骨质疏松症，首诊于代谢内分泌科。

5.既往有心肌炎或舞蹈病，关节疼痛呈游走性，伴发热、颌下淋巴结肿大、环形红斑等症状，常见于风湿热，首诊于风湿免疫科。

6. 全身小关节对称性疼痛伴有晨僵，以及关节畸形，常见于类风湿性关节炎；多半在夜间突然起病，出现关节红、肿、痛、皮温升高，关节表面皮肤红肿、紧张、发亮，常见于痛风；伴有局部皮肤蝶形红斑、对光敏感、发热、疲劳等其他全身症状时，常见于系统性红斑狼疮。以上情况均为自身免疫系统疾病，首诊于风湿免疫科。

7. 关节痛伴有皮肤紫癜、腹痛、腹泻，常见于关节受累型过敏性紫癜，首诊于血液内科。

十二、腹痛

腹痛多由腹内组织或器官受到某种强烈刺激或损伤所致，也可由胸部疾病及全身性疾病所致。此外，腹痛又是一种主观感觉，腹痛的性质和程度，不仅受病变情况和刺激程度影响，也受神经和心理等因素的影响。即患者对疼痛刺激的敏感度不同，相同病变的刺激在不同的患者或同一患者的不同时期引起腹痛的程度及持续时间等都会有所不同。临床上一般将腹痛按起病缓急、病程长短分为急性腹痛和慢性腹痛。急性腹痛患者需前往急诊医学科就诊。

【常见病症分诊】

1. 腹部胀痛，伴呕吐、肛门不排气不排便，首诊于胃肠外科。

2. 慢性腹痛伴反酸或呕吐、腹泻，首诊于消化内科。

3. 腹痛伴反酸、嗳气，常见于胃肠溃疡性疾病，其中十二指肠溃疡疼痛一般发生在空腹或夜间，而胃溃疡疼痛多发生在餐后半小时至一小时，首诊于消化内科。

4. 有糖尿病史，腹痛伴呕吐、多尿、呼出气体中有烂苹果味等症状，首诊于代谢内分泌科。

5. 有冠心病病史，腹痛伴胸闷、胸痛、血压升高等症状，首诊于心血管内科。

6. 慢性腰腹痛，伴肉眼血尿、尿频、尿痛等，首诊于泌尿外科。

7. 暴饮暴食、大量饮酒或进食油腻食物后右腹痛，伴恶心、呕吐、发热或黄疸等症状，首诊于肝胆胰外科。

8. 有闭经史，或在行经期的女性患者出现腹痛伴发热等症状，首诊于妇产科。

十三、腹泻

腹泻俗称"拉肚子"，指排便次数明显较平日习惯增多（>3次/天），粪质稀薄，水分增加，每日排粪总量超过200g，含水量超过85%，或含未消化食物或脓血、黏液。因高纤维食物可增加每日排粪量，所以不能单独将排粪量来定义腹泻。排便次数增加也见于大便失禁，此为支配肛门直肠的神经肌肉性疾病或盆底性疾病所造成的不自主排便，虽也常伴有大便不成形，但同样不被定义为腹泻。临床上按病程长短，将腹泻分急性和慢性两类。急性腹泻起病急骤，每日排便次数可达数10次，病程一般在2~3周之内，大多系感染引起。慢性腹泻指病程在两个月以上或间歇期在2~4周内的复发性腹泻，发病原因更为复杂，可为感染性或非感染性因素所致。

【常见病症分诊】

1. 腹泻伴发热，首诊于发热门诊，排除新型冠状病毒感染后可就诊于消化内科。

2.慢性腹泻，首诊于消化内科。

3.慢性腹泻，解暗红色或果酱样大便，伴腹痛、腹胀、食欲降低、贫血等，常见于阿米巴肠病，首诊于感染科。

4.腹泻伴腹痛、明显消瘦、四肢乏力、贫血及腹部包块等，首诊于胃肠外科。

5.酗酒，有糖尿病史，长期腹泻伴中上腹痛、体重下降等，常见于慢性胰腺炎，首诊于胆胰外科。

6.腹泻伴腹痛、嗳气、呕吐、黄疸及食欲减退等，首诊于肝胆外科。

7.有血液疾病史，腹泻伴皮疹或皮下出血，首诊于血液内科。

十四、便血

便血是指血液从肛门排出。便血颜色呈鲜红、暗红或黑色，少量出血不会造成粪便颜色的改变，需经隐血试验才能确定者，称为隐血。便血的颜色取决于消化道出血的部位、出血量与血液在胃肠道停留的时间。便血多见于下消化道出血，特别是结肠与直肠病变的出血，但也可见于上消化道出血。引起便血的原因很多，可分成三类：①上消化道疾病，如消化性溃疡、食管胃底静脉曲张和胃癌；②下消化道疾病，如痔疮、肛瘘、直肠癌、溃疡性结肠炎等；③全身性疾病，如白血病、血小板减少性紫癜等。

【常见病症分诊】

1.排便时或排便后出鲜红血，不与粪便混合，伴便秘、肛周皮肤瘙痒红肿、肛周有肿块、肛门疼痛或脱垂、有黏性分泌物等，首诊于肛肠外科。

2. 便血伴慢性反复上腹痛，便血后减轻者见于消化性溃疡疾病，首诊于消化内科；腹痛时排血便、黏液便或黏液血便，伴肛门下坠感、腹泻、里急后重感，常见于肠道炎症等疾病，首诊于消化内科。

3. 便血伴上腹部绞痛和黄疸，常见于肝胆疾病，首诊于肝胆外科。

4. 排腥臭味黏液脓血便，粪便表面有凹痕伴里急后重、腹泻便秘交替，考虑肠道肿瘤，首诊于肿瘤科。

5. 解脓血样便，伴疫水接触史、慢性腹泻、肝脾肿大，常见于血吸虫病，首诊于感染科。

6. 便血伴有皮肤、黏膜出血，常见于血液系统疾病，如白血病、血小板减少性紫癜等，首诊于血液内科。

7. 解黑便（又称柏油便，可闻及血腥味），伴食欲减退、腹胀、腹痛及皮肤改变，皮肤有蜘蛛痣及肝掌者，首诊于消化内科。

十五、便秘

便秘是指排便次数减少、大便干结难以排出。根据相关症状将便秘分为出口梗阻型便秘、慢传输型便秘及混合型便秘。其中出口梗阻型便秘是指在排便过程中表现出来的一系列功能性异常的便秘，主要表现为排便费力、便意不尽、肛门坠胀疼痛，必要时需手助排便；慢传输型便秘主要表现为大便次数少、甚至无便意，需服用泻药协助排便，伴腹痛、腹胀不适，排便时间延长等；混合型便秘既有结肠传输功能障碍又存在功能性出口梗阻，两者互为因果，临床上可具有双重表现。便秘以肠道疾病最为多见。

【常见病症分诊】

1. 排除其他疾病，因精神紧张、不规律排便、食量少、纤维摄入量不足、饮水少或缺乏体育锻炼等，常见于功能性便秘，首诊于消化内科。

2. 除有食欲不振、体重减轻、贫血等全身症状外，还伴有排便次数增多，排便不尽、便意频繁、里急后重等症状，首诊于消化内科。

3. 便秘伴腹痛、发热及盗汗，常见于肠结核，首诊于消化内科；结核活动期，首诊于感染科。

4. 反复便秘与腹泻交替，伴下腹痛，首诊于消化内科。

5. 便秘伴肠绞痛、腹胀、恶心、呕吐及肛门停止排气排便等，常见于肠梗阻，首诊于胃肠外科。

6. 排便困难、排便次数增多、排便量少、有肛门阻塞感，越用力阻塞感越重，常见于直肠内套叠，首诊于胃肠外科。

7. 便秘伴便血、消瘦及贫血，首诊于胃肠外科。

8. 便秘伴排便无力、多饮、多食、多尿及消瘦，首诊于代谢内分泌科。

十六、肥胖

肥胖是多种疾病伴发的症状。人体内脂肪储量超过正常人的一般平均量时，尤其是以甘油三酯为主的体脂成分在体内聚集过多而呈现的一种状态，称为肥胖。

肥胖按病因分为三类：①原发性肥胖，又称单纯性肥胖；②继发性肥胖，又称向心性肥胖、内脏型肥胖、男性型肥胖；③臀型肥胖，又称非向心性肥胖、女性型肥胖。

【常见病症分诊】

1.肥胖伴有家族史或营养过度史、腹部脂肪堆积可较为明显，排除内分泌或其他内科疾病，可根据患者病情恰当分诊，如需中医传统方法治疗(针灸、拔罐等)，首诊于中西医结合科、针灸科；如需通过营养饮食方法治疗则首诊于营养科。

2.肥胖伴有饮水、进食、睡眠及智力精神异常，可见于下丘脑性肥胖；伴有食欲波动、血压易变、性功能减退及尿崩症，常见于间脑性肥胖；伴有溢乳、闭经，常见于垂体性肥胖；伴有满月脸、多血质外貌的向心性肥胖，常见于库欣综合征，有以上伴随症状者均首诊于代谢内分泌科。

3.肥胖伴有性欲减退、闭经不孕的女性患者，常见于肥胖型生殖无能症、双侧多囊卵巢综合征，首诊于妇产科。

4.肥胖伴继发性月经稀少、闭经、泌乳、头痛、视野缺损及视力减退，女性患者明显居多，男性主要表现为性功能障碍，常见于垂体泌乳素瘤，首选于代谢内分泌科。

5.肥胖伴血糖明显增高、血压升高，伴视力改变、皮肤感染，可见于Ⅱ型糖尿病，首诊于糖尿病专科。

十七、消瘦

消瘦是指由于各种原因造成体重低于正常低限的一种状态。通常认为，体重低于标准体重的10%就可诊断为消瘦。目前国内外多采用体重指数(BMI)判定消瘦，$BMI < 18.5 \ kg/m^2$ 为消瘦[BMI 是衡量标准体重的常用指标，$BMI = 体重(kg)/身高(m^2)$]。需要注意的是，体重受营养状况、遗传、消耗、消化吸收等很多因素的影响，有些低体重年幼便出现，不一定代表疾病状态，在

临床上应将患者自身体重情况前后进行对比。

【常见病症分诊】

1. 消瘦伴低热、恶心、呕吐、食欲缺乏、腹泻、腹痛、呕血、便血等，首诊于消化内科。

2. 消瘦伴低热、盗汗、咳嗽、咯血、呼吸困难等，首诊于呼吸内科。

3. 消瘦伴关节痛、皮疹、脱发、肌痛、口腔溃疡及雷诺现象等，可常见于系统性红斑狼疮、硬皮病、皮肌炎等结缔组织疾病，首诊于风湿免疫科。

4. 有"三多一少"症状（指多饮、多食、多尿，消瘦），首诊于代谢内分泌科。

5. 消瘦伴有畏热多汗、性情急躁、心悸、震颤多动、多食多便及突眼等，可见于甲状腺功能亢进，首诊于代谢内分泌科。

6. 妊娠期妇女因严重呕吐引起机体摄入及利用的能量不足所致消瘦，首诊于产科。

7. 消瘦伴有情绪低落、自卑、思维缓慢、食欲不振及睡眠障碍等，首诊于精神科。

8. 消瘦伴有口腔溃疡、牙槽脓肿、牙痛，首诊于口腔科。

十八、水肿

水肿是指人体组织间隙有过多的液体积聚使组织肿胀。轻度的液体潴留可无水肿，当体内的液体存储量达 4~5 kg 以上时，即可出现肉眼可见的水肿。水肿分为全身性与局部性。当液体在体内组织间隙呈弥漫性分布时呈全身性水肿（常为凹陷性），表现为全身多部位水肿和皮肤受压后长时间下陷；液体积聚在局部组织间隙时呈局部水肿；发生于体腔内称积液，如心包积液、腹腔积液、胸腔积液，是水肿的特殊形式。水肿可见于多种疾病，如各种心脏病、肾炎、肾病综合征、肝硬化、甲状腺功能低下、妊娠中毒症等。

【常见病症分诊】

1. 水肿最先见于人体的下垂部位，如足、踝部，伴有轻度蛋白尿及体循环淤血的其他表现，如颈静脉怒张、肝大，严重时可出现胸水、腹水，既往有心脏病病史，首诊于心血管内科。

2. 水肿最先见于晨醒时的眼睑和颜面部，肉眼可见大量泡沫尿、血尿，伴有血压升高，既往有肾病病史，首诊于肾病内科。

3. 指压后非凹陷性水肿常出现在下肢胫骨区域或眼眶周围，伴有表情淡漠、反应迟钝、畏寒、脱发、声嘶及食欲缺乏等，首诊于代谢内分泌科。

4. 有蜘蛛痣、黄疸、肝掌、肝脾肿大、腹水，伴有肝病病史，首诊于消化内科。

5. 由自身免疫性疾病引起的水肿，常合并关节炎、皮肤改变等表现，首诊于风湿免疫科。

6. 局部水肿伴患处皮温升高、皮肤红肿痛，首诊于皮肤科。

7. 患肢肿胀伴不同程度的疼痛、烧灼感，皮肤干燥、变薄或颜色改变，见于静脉曲张、静脉栓塞，首诊于血管外科。

8. 妇女妊娠后，下肢（或脚踝）水肿伴血压升高、持续性头痛、视物模糊、（或）蛋白尿，首诊于产科。

9. 月经前7~14天出现眼睑、踝部及手部轻度水肿，伴有乳房胀痛、盆腔沉重感、失眠、烦躁和思想不集中，月经后水肿逐渐消失，见于经前期紧张综合征，首诊于妇科。

十九、黄疸

黄疸是由于胆红素代谢障碍引起血清内胆红素浓度升高所致。临床上表现为巩膜、黏膜、皮肤及其他组织被染成黄色。因巩膜含有较多的弹性硬蛋白，与胆红素有较强的亲和力，故黄疸患者巩膜黄染较先于黏膜、皮肤而被察觉。正常血清总胆红素为 $1.7 \sim 17.1 \mu mol/L$；胆红素为 $17.1 \sim 34.2 \mu mol/L$，肉眼看不出黄疸时，称隐性黄疸；当血清总胆红素浓度超过 $34.2 \mu mol/L$ 时，临床上可见黄疸，称为显性黄疸。正常人在进食过量的柑橘、胡萝卜等含有大量黄色素的水果时也会出现皮肤黄染现象，停止进食后很快可自行消退。出现黄疸多与肝炎、肝硬化、胆管炎、胆结石、溶血性贫血、误输异型血等疾病有关。

【常见病症分诊】

1. 黄疸伴腹痛、发热、白陶土样便、皮肤瘙痒，首诊于肝胆外科。

2. 黄疸前出现发热、乏力、纳差、厌油腻食，伴肝区疼痛，首诊于消化内科。

3. 长期服用药物(如氯丙嗪、避孕药等)，出现巩膜、皮肤黄染伴乏力、食欲减退、皮肤瘙痒，尿色深黄如浓茶样，粪便颜色变浅等症状，常见于药物性胆汁淤积性肝病，首诊于消化内科。

4. 黄疸、右上腹剧烈疼痛和寒战高热为夏科氏(Charcot)三联征(这是肝外胆管结石继发胆管炎的典型症状)，首诊于肝胆外科。

5. 黄疸伴贫血、腰背四肢酸痛、乏力、酱油色尿、寒战、高热及呕吐等，首诊于血液内科。

6. 妊娠期妇女在怀孕中晚期出现皮肤瘙痒、抓痕，以及巩膜、皮肤发黄，少数患者伴呕吐、食欲减退等消化道症状，首诊于妇产科。

7. 黄疸伴右上腹钝痛、发热、乏力、腹胀、大便稀薄等，常见于病毒性肝炎，首诊于感染科。

8. 有疫区接触史，黄疸伴寒战、高热、休克，首诊于感染科。

二十、皮肤黏膜出血

皮肤黏膜出血是由于机体止血或凝血功能障碍所引起的自发性或轻微外伤后出血，血液由毛细血管内进入皮肤组织或黏膜组织。导致皮肤黏膜出血的三个基本因素是：血管壁功能障碍、血小板数量或功能异常及凝血功能障碍。根据出血部位、出血范围及程度，皮肤黏膜出血有以下几种常见类型：①出血点，直径不超过 2 mm；②紫癜，直径为 3~5 mm；③瘀斑，直径大于 5 mm。

【常见病症分诊】

1. 四肢对称性紫癜伴有关节痛及腹痛、血尿，见于过敏性紫癜，首诊于血液内科。

2. 紫癜伴有广泛性出血，如牙龈出血、鼻出血、血尿、黑便等，见于血小板减少性紫癜、弥散性血管内凝血等，首诊于血液内科。

3. 皮肤黏膜出血伴贫血、发热、胸骨压痛，常见于白血病，首诊于血液内科。

4. 自幼有伤后便流血不止，伴关节肿痛及畸形者，见于血友病，首诊于血液内科。

5. 紫癜伴有黄疸，首诊于消化内科。

6. 皮肤黏膜出血伴有关节痛,常见于结缔组织病,首诊于风湿免疫科。

7. 因鼻黏膜损伤等造成鼻出血(又称鼻衄),出血量较少,首诊于耳鼻喉科门诊;出血量大,首诊于急诊医学科。

二十一、血尿

血尿是指离心沉淀尿中每高倍镜视野≥3个红细胞,或1小时尿红细胞计数超过10万,或12小时尿沉渣计数超过50万,均示尿液中红细胞异常增多,是常见的泌尿系统症状。血尿轻症者尿色正常,仅显微镜下红细胞增多,称为镜下血尿;出血量多者尿色常呈洗肉水样、浓茶色或红色,称为肉眼血尿。引起血尿的原因有泌尿系炎症、结石、或血液病、肿瘤、外伤、药物等。

发现红色尿后,首先要分清是真性血尿还是假性血尿。需排除月经、阴道或直肠出血污染尿液所引起的假性血尿,有些药物也可以引起红色尿,如氨基比林、利福平等,均应与真性血尿区别。

【常见病症分诊】

1. 血尿伴腰部或上腹部疼痛,剧烈难忍,阵发性发作,同时有恶心、呕吐,首诊于肾病内科。

2. 暗红色,全程性均匀血尿,伴尿急、尿频、尿痛、高热、寒战,首诊于肾病内科。

3. 血尿伴高血压及眼睑、颜面、下肢、会阴部或生殖器水肿,尿中泡沫增多,首诊于肾病内科。

4. 血尿伴乳糜尿、乏力、低热、厌食、多尿、烦渴等,首诊于肾病内科。

5.运动后或夜间出现一侧腰部隐痛、胀痛,同时出现下腹部痛、恶心呕吐等,大部分为镜下血尿,常见于输尿管结石;血尿伴排尿困难、尿不尽、尿流不连续呈点滴状及排尿疼痛,常见于尿道结石,以上情况均首诊于泌尿外科。

6.血尿伴尿流细、排尿困难、骨盆区域疼痛、尿道分泌物异常及尿频、尿痛等,首诊于泌尿外科。

7.间歇性无痛性全程血尿、腹部包块,首诊于泌尿外科。

8.血尿伴有皮肤黏膜等部位出血,见于血液病,首诊于血液内科。

9.血尿伴乳糜尿、畏寒、寒战、发热、腹股沟和腹部淋巴结肿痛、患肢皮肤红肿,常见于丝虫病,首诊于感染科。

二十二、尿频、尿急与尿痛

正常成人白天排尿 4~6 次,夜间 0~2 次,每次尿量为 200~400 mL。若单位时间内排尿次数明显增加,称为尿频。尿频的原因较多,包括饮水过多、精神紧张或病后体虚等。尿急是指患者一有尿意即迫不及待地需要排尿,常常因为难以控制而出现尿失禁,甚至有尿意而无尿液排出。尿痛是指患者排尿时尿道或伴耻骨上区、会阴部位出现不适感,主要为刺痛或灼痛。尿痛常见于尿道炎、前列腺炎、前列腺增生、尿路结石、膀胱结核、肾盂肾炎等。尿频、尿急和尿痛合称为尿路刺激征,尿路刺激征是一组症状,并不是指某一种疾病。感染、肿瘤、结石、传染性疾病等都会引起尿频、尿急与尿痛。

【常见病症分诊】

1.尿频伴有尿急和尿痛,尿道分泌物或血尿,腰腹部不适或隐痛，常见于膀胱炎或尿道炎，首诊于泌尿外科。

2. 男性伴有会阴部、腹股沟和睾丸胀痛，夜尿增多、尿线细、尿不尽、进行性排尿困难，甚至性功能减退，常见于前列腺炎，首诊于泌尿外科。

3. 尿频伴无痛性血尿、排尿困难或尿潴留，腰部酸痛不适，常见于泌尿系统肿瘤疾病，首诊于泌尿外科或肿瘤科。

4. 尿频、尿急、尿痛伴有尿流突然中断，常见于结石，首诊于泌尿外科。

5. 患者出现尿频、尿急、尿痛、尿失禁、尿痛等症状，且既往有神经系统疾病，或相关手术史，常见于神经源性膀胱，首诊于泌尿外科。

6. 尿频、尿急伴有血尿，午后低热、乏力、盗汗，见于膀胱结核，首诊于泌尿外科。

7. 膀胱刺激征不剧烈伴有低热、间歇性尿顿、夜尿增多及双侧腰痛，首诊于肾病内科。

8. 尿频伴多饮、多尿、多食和体重下降、视力模糊、疲劳等症状，首诊于代谢内分泌科。

二十三、少尿、无尿与多尿

正常成人 24 小时尿量为 1000～2000 mL。如 24 小时尿量少于 400 mL 或者每小时尿量少于 17 mL，称为少尿，见于急性肾炎、肾动脉被肿瘤压迫、腹泻、呕吐、大出汗，甚至休克、大出血等患者。如 24 小时总尿量少于 100 mL，或 12 小时完全无尿，称为无尿，见于严重心肾疾病和休克患者。如 24 小时排尿多于 2500 mL，称为多尿。

（一）少尿、无尿

【常见病症分诊】

1.少尿伴肾绞痛，血尿、低热、恶心及呕吐，首诊于泌尿外科。

2.男性患者少尿或无尿且伴有排尿困难，常见于前列腺增生，首诊于泌尿外科。

3.日常生活中出现尿量减少、尿中泡沫增多、水肿（晨起眼睑水肿，晚间下肢和脚踝水肿）、疲劳乏力等症状，首诊于肾病内科；若并发高血压，首诊于心血管内科；伴有糖尿病史，首诊于代谢内分泌科。

4.育龄妇女、老年人、免疫力低下人群，少尿伴有发热、寒战、腰痛明显、尿频、尿急、尿痛等症状，首诊于肾病内科。

5.少尿伴心悸、气促、胸闷不能平卧，常见于心功能不全，首诊于心血管内科。

6.少尿伴有低热、乏力、纳差、腹水和皮肤黄染，首诊于肾病内科；如同时出现呕血、黑便、腹胀、腹痛等，首诊于消化内科。

（二）多尿

【常见病症分诊】

1.多尿伴有烦躁、极度口渴、大量饮水，常见于尿崩症，首诊于肾病内科。

2.多尿伴呼吸深而快，骨痛和肌麻痹等症状，首诊于肾病内科。

3. 多尿伴口渴、多饮、头痛、头晕，出现肌无力、周期性瘫痪、肢端麻木及呼吸、吞咽困难，常见于原发性醛固酮增多症，首诊于代谢内分泌科。

4. 绝经后女性出现烦渴、多饮、多尿，伴乏力、易疲劳、食欲减退、体重减轻及全身骨骼关节疼痛、易骨折，常见于甲状旁腺功能亢进症，首诊于代谢内分泌科。

5. 多尿伴有多饮多食和消瘦，首诊于代谢内分泌科。

6. 无器质性疾病，由于精神心理方面的因素不断喝水，导致尿频、多尿，首诊于精神科。

二十四、排尿困难

排尿困难是指膀胱内的尿液排出费力且有排不尽感，表现为排尿开始迟缓、尿时延长、射程缩短、射力减弱、尿流变细、中断和滴沥不尽等症状，须增加腹压才能排出尿液。病情严重时增加腹压也不能将膀胱内尿液排出体外，尿液在膀胱内滞留形成尿潴留的状态。膀胱内结石、子宫肌瘤、尿道感染、神经损伤及精神因素都可以导致排尿困难。

【常见病症分诊】

1. 排尿困难伴尿频尿急、排尿踌躇、射尿无力、尿流变细、排尿间断甚至尿失禁，常见于良性前列腺增生或尿道狭窄，首诊于泌尿外科。

2. 在排尿困难出现前，下腹部绞痛并向大腿、会阴方向放射，疼痛的当时或疼痛后出现血尿，常见于膀胱结石，首诊于泌尿外科。

3. 排尿困难伴尿道口溢血、尿外渗、下腹及会阴部肿胀及皮下瘀斑等症状，常见于尿道损伤，首诊于泌尿外科。

4.出现排尿困难、血尿及膀胱刺激征等症状，严重影响生活质量，常见于膀胱肿瘤，首诊于泌尿外科。

5.有糖尿病史，排尿困难伴尿频、尿急、尿痛、夜尿、遗尿及生殖器勃起功能障碍、射精异常、性欲减退等，常见于糖尿病神经源性膀胱，首诊于泌尿外科。

6.排尿困难伴血尿、皮肤黏膜出血等，有血液疾病史，首诊于血液内科。

7.脊髓损伤导致排尿困难、躯干和四肢感觉运动功能障碍，首诊于神经内科；有外伤史者首诊于脊柱外科。

二十五、儿童疾病常见症状

14岁(含14岁)以下儿童到儿科就诊。儿童常见疾病包括上呼吸道感染、支气管肺炎、先天性心脏病、病毒性心肌炎、胃肠炎、厌食症、婴幼儿黄疸、儿童肾脏疾病、儿童结缔组织疾病、脑膜炎、矮小症、儿童糖尿病、儿童血液疾病、儿童生长发育迟缓及心理疾病等。

【常见病症分诊】

1.患儿发热，体温≥37.3℃，首诊于儿科发热门诊。如高热伴双眼凝视、口吐白沫、口唇发绀、四肢抽搐等，考虑高热惊厥，多见于低龄儿童，首诊于儿科急诊。

2.患儿出现咳嗽、气促、拒食、憋喘；低龄婴幼儿出现呕吐、呛奶、流口水，常见于上呼吸道感染、支气管肺炎，首诊于儿科呼吸门诊。

3.患儿胸痛伴胸闷、心悸、嘴唇青紫、有叹气样呼吸、头痛、头晕或晕厥等症状，常见于先天性心脏病，首诊于儿科心血管门诊。

4. 患儿心悸伴胸痛、咳嗽、腹泻、食欲不振、乏力等，常见于病毒性心肌炎，首诊于儿科心血管门诊。

5. 患儿腹泻伴有不洁饮食史、眼窝凹陷、无眼泪、口舌干燥、口渴，常见于肠胃炎，首诊于儿科消化门诊。

6. 患儿长期食欲减退，甚至食欲缺乏，常见于厌食症，首诊于儿科消化门诊。

7. 患儿皮肤或巩膜黄染，伴拒奶、少哭、多睡、呕吐、腹泻等，常见于病理性黄疸，首诊于儿科消化门诊。

8. 患儿水肿伴血尿、大量泡沫尿、血压升高或尿量减少，既往有呼吸道及皮肤感染病史，常见于急性肾小球肾炎，首诊于儿科肾病门诊。

9. 患儿出现特异性皮损有蝶形红斑，皮肤色素改变、对光过敏、反复脱发等，常见于系统性红斑狼疮，首诊于儿科风湿免疫门诊。

10. 患儿反复关节痛伴关节肿胀、发热及运动受限，排除"生长痛"，常见于类风湿关节炎，首诊于儿科风湿免疫门诊。

11. 患儿身材矮小（低于正常同龄人平均身高）伴生长缓慢、骨骼发育缓慢或性器官发育滞后，常见于矮小症，首诊于儿科代谢内分泌门诊。

12. 患儿多尿、多饮伴多餐、体重下降，常见于糖尿病，首诊于儿科代谢内分泌门诊。

13. 患儿反复发热，有感染、出血、贫血，骨和关节疼痛，肝脾和淋巴结肿大等，常见于白血病，首诊于儿科血液门诊。

14. 患儿皮肤及黏膜常见出血点，出现血小板减少、出血时间延长和血块收缩不良等，常见于特发性血小板减少性紫癜，首诊于儿科血液门诊。

15. 患儿体格发育、运动发育、语言发育及智力发育落后，常见于生长发育迟缓，首诊于儿童保健门诊。

16. 患儿明显注意集中困难、持续时间短暂、活动过度或冲动，伴认知障碍和学习困难、情绪行为障碍，常见于注意缺陷与多动障碍，首诊于儿童心理门诊。

17. 患儿出现社会交往障碍、交流障碍、兴趣狭窄及刻板重复的行为方式，常见于孤独症，首诊于儿童心理门诊。

二十六、精神疾病常见症状

精神疾病又称精神障碍，是指在各种生物学、心理学以及社会环境因素交互作用下，大脑功能失调，导致个体认知、情感或意志行为等精神活动出现不同程度障碍，即影响情绪、思维和行为的疾病。包括焦虑症、抑郁症、强迫症、精神分裂症、双相情感障碍、进食障碍等。

【常见病症分诊】

1. 出现感知觉障碍，如感觉过敏、感觉迟钝、错觉、幻觉（尤其是听幻觉），首诊于精神科或神经内科。

2. 出现思维形式障碍，如联想速度明显加快、语言增多、口若悬河；应答反应迟钝、言语缓慢、不愿意与人交谈；言语内容缺乏逻辑性、推理离奇古怪、前后颠倒、不可理解；思维散漫、问东答西、甚至胡言乱语、毫无主题可言等，首诊于精神科。

3. 出现思维内容障碍，表现为思维表达的内容明显违反客观事实，如被害妄想、坚信自己被某些人或某组织迫害了；关系妄想，将环境中与其无关的事物坚信为是与其有关、认为周围人都在针对自己等；夸大妄想，认为自己拥有非凡的才能、智慧等，称自己是大富豪、国家领导人等；感到自己被某种外界力量控制了而身不由己，如患者经常描述被红外线、超声波控制等，首诊于精神科。

4. 出现情感障碍，情感障碍包括喜、怒、哀、乐、爱、憎、悲、忧等的情感体验和表情动作出现障碍，如情感高涨、欣快、情绪低落、抑郁、焦虑、脆弱、激动、迟钝、淡漠、倒错、恐怖、矛盾等，首诊于精神科。

5. 出现记忆与智能障碍，如有健忘的现象：无法辨认某些事情是否曾经发生过，不能回忆起某些事实，无法回忆起以前或最近发生的比较重要的事件；在遗忘的基础上，以想象的、未曾亲身经历过的事件来填补自身经历的记忆缺损；没有能力学习、获取、运用新的或已经学会的知识与技术；理解能力、分析概括能力、判断力、一般常识的保持、计算能力、记忆力等明显下降或低于同龄人，导致社会适应困难状态，首诊于精神科或神经内科。

6. 出现意志行为障碍，如自伤自杀行为、暴力伤人行为、无故外走行为、模仿他人行为、重复刻板动作、少食或暴饮暴食、整日卧床、目光呆滞、入睡困难等，严重者完全失去生活自理能力，出现木僵、不言不动不食、大小便潴留等，首诊于精神科。

第四节 常见检验检查须知

检验检查是现代医学临床诊断的主要手段和依据，在一定程度上反映了机体正常的生理现象和病理改变，对明确疾病诊断、制订治疗方案、观察病情进展等方面起着重要作用。分诊导医人员必须掌握常见检验检查的注意事项，以指导患者顺利进行检验检查。

一、实验室检验须知

(一)血液检验

血液检验就是利用专业的血液分析仪器，对采集的检测者血液样本进行分析，通过血液分析结果来鉴别检测者身体具体情况的医学技术，通过检验结果及时发现检测者出现的身体病变。

【检查须知】

1.采血前一天清淡饮食，忌咖啡、饮酒，忌进食油腻、过咸、太甜的食物，血脂检验前3天避免食用高脂肪食物。

2.采血项目为常规生化检验时一般要求早晨空腹安静时采血。指导患者在检查前一天晚餐后禁食。

3.采血前一天清洁好皮肤，以免造成穿刺点感染。

4.采血前避免剧烈运动，选择宽松舒适的衣服，采血时放松心情。

5.采血结束后用无菌棉签按压穿刺点3~5分钟，直至不出血即可。

6. 可自行备一些零食，当采血后出现晕针、低血糖等情况时备用。

(二) 尿液检验

尿液检验主要包括一般性状检测、化学检测及尿沉渣检测。用于泌尿生殖系统、代谢性疾病、肝胆疾病等系统疾病的诊断、治疗及健康普查。

【检查须知】

1. 标本采集应在抗菌药物使用之前。

2. 留取标本前一晚勿大量饮水、喝浓茶，忌咖啡或含糖高的饮品。

3. 收集尿液应使用干燥清洁容器，采用清晨起床的第一次晨尿，取中段尿 10 mL，婴幼儿不少于 1 mL，标本送检不得超过 2 小时。

4. 标本必须新鲜清洁，女性应避开月经期，不能混入阴道分泌物、精液、粪便、清洁剂等各种外来物质。

(三) 粪便检验

粪便检验主要包括常规标本、隐血标本、细菌培养标本、寄生虫及虫卵标本。其结果可有效评估患者的消化系统功能，为疾病的诊断、治疗提供可靠依据。

【检查须知】

1. 标本收集应使用干燥洁净且无吸水性的有盖容器，不得混入尿液、消毒剂及污水等各种外来物质。

2. 粪便标本采样时应选择带脓血黏液或中央部分，若无病理成分，尽量多处采样。

3. 取 5~10 g 新鲜粪便，盖紧瓶塞，并尽快送检。

4. 采集痢疾阿米巴滋养体标本前几天，勿服用钡剂、油质或含金属的泻药。

5. 进行大便隐血试验前 3 天，不可服用铁剂、维生素及动物食物和血制品，以免检查中出现假阳性。

（四）精液检验

精液检验是指对男性生殖器官所分泌的精液进行检测，对男性生育能力的评估和生殖系统疾病的诊断提供非常重要依据，是泌尿外科、生殖科最常见的化验室检查方法之一。

【检查须知】

1. 标本采集前应清淡饮食，避免饮酒、吸烟，停用抗生素3 天，保证充足睡眠和良好的精神状态。

2. 标本采集前应至少禁止性生活 3 天，但不超过 7 天。如需多次采集标本，每次禁止性生活时间天数应尽可能一致。

3. 标本采集前排尿，清洗外生殖器，以免标本混入其他病菌或物质影响结果，避免使用性交中断法采集标本。

4. 标本采集时用封闭容器，避免洒出。标本应保留在37℃左右环境中，半小时内尽快送检。

（五）阴道分泌物检验

阴道分泌物检验主要是对阴道黏膜渗出物、宫颈管及子宫内膜腺体分泌物进行检测。行阴道分泌物检测为了解常见的妇科疾病诊断及分析提供重要依据，对预防阴道疾病提出相关措施，对提高女性生活质量具有积极作用。

【检查须知】

1. 标本采集前停用抗生素，停用阴道外用药 2~3 天。

2. 标本采集前 24 小时内禁房事、盆浴、阴道灌洗、阴道检查。

3. 标本采集时避开月经期。标本采集后及时送检。

(六)液基薄层细胞学检验

液基薄层细胞学(TCT)检验是通过液基薄层细胞检测系统对宫颈细胞检测，并进行细胞学分类诊断。是目前常用的细胞学诊断技术，为了解妇科宫颈疾病诊断及分析提供重要依据。

【检查须知】

1. 标本采集时避开月经期。

2. 标本采集前 3 天不可有性生活，避免对脱落细胞造成干扰。

3. 标本采集前 3 天禁止阴道镜检查，或使用阴道栓剂等药物治疗阴道疾病。

4. 标本采集后有少量出血属正常现象，若出血较多应及时到医院就诊。

(七)咽拭子检验

咽拭子检验是指从扁桃体及咽部提取分泌物，用来进行细菌培养或病毒分离，为各种呼吸系统疾病的诊断提供依据。

【检查须知】

1.标本采样应在使用抗生素之前。

2.标本采样前 2 小时勿进食，以防呕吐。

3.标本采样前 30 分钟勿吸烟、喝酒、咀嚼口香糖。

二、医学影像检查须知

（一）超声检查

超声检查是利用超声波的物理特性在人体内传播，并在接触到不同的人体组织器官后发生反射，从而获取信息并处理后，再形成图形、曲线或数据，为病变部位的早期发现和和早期诊断提供依据。

【检查须知】

1.检查前备好既往 B 超结果和其他检查报告，便于医生系统地作出诊断。

2.肝、胆、胰、腹部肿块等腹部部位检查前一天清淡饮食，避免食用糖类、豆制品等容易胀气的食物，检查前禁食禁水至少 8 小时。如有慢性疾病须要坚持服药，可少量饮水送服；行腹部脏器超声检查同时如需做胃镜、钡餐、肠镜检查，应先做超声检查；如已行 X 线胃肠造影，则 3 日后再做超声检查。

3.经阴道超声检查者，不需要憋尿，检查前排空膀胱再进行检查。严重阴道炎、阴道不规则流血、性病患者不宜采用阴道超声。无性生活史的患者不采用经阴道超声检查。

4.行腹部超声检查时，孕妇妊娠 3 个月以内适度憋尿，超过 3 个月，一般情况不需憋尿。若孕妇被怀疑有前置胎盘，则需憋尿对胎盘做进一步检查。

5.行膀胱、前列腺、隐睾、盆腔(包括子宫及附件)、下腹部肿块等部位者,检查前2小时需饮水500~800 mL,且不排尿待膀胱充盈后方能检查。

(二)X线检查

X线检查是基于X射线的穿透性,对具有不同密度和厚度的人体组织进行灰度成像,从而反映其解剖和生理、病理状态。

【检查须知】

1.X线具有累积性,短时间内避免反复检查。

2.放松心情,主动配合医生完成检查,避免延长检查时间,加大X线对身体的伤害。

3.检查前去除照射部位的金属制品及塑胶制品。包括带有金属物质的内衣和物品,如金属拉链、眼镜、发夹、耳环、项链、敷料、皮带和钥匙等。

4.婴幼儿、儿童、青少年、孕妇及备孕者应慎做X线检查。

5.X线检查时应完全遮盖非检查部位(尤其是性腺、甲状腺等)。

(三)CT检查

CT检查又称计算机断层扫描,指通过CT扫描仪器对检查部位进行快速断层扫描,从而获得多层次的数字化图像,并通过后期处理获得多维层面成像。CT检查操作简单、成像速度快且分辨率高,能准确发现病变范围和较早地发现小病变部位,已成为人们常规检查项目之一。CT检查一般包括CT平扫、CT三维成像、增强CT扫描、CT血管造影和CT脑池造影等。

【检查须知】

1.检查前准备好以往的影像学检查资料，供医生参考。

2.检查前去除体表金属异物，包括带有金属物质的内衣和物品，如活动义齿、发夹、耳环、项链、眼镜、皮带和钥匙等。

3.幼儿、神志不清、癫痫等无法平卧20分钟不配合者，应在医生指导下酌情给予镇静后进行检查。最好有健康家属陪同并穿好防护服。

4.增强CT扫描患者，需提前到注射室建立静脉通道并保护好注射部位。对碘对比剂过敏的患者不可行增强CT检查；哮喘急性期、肝肾功能不全、血糖控制不佳、甲亢急性期、处于妊娠期或备孕期患者不建议做增强CT检查。

5.检查时听从工作人员的指导，主动配合医生完成检查，如保持体位不动，进行平静呼吸、勿做吞咽动作、屏气、闭眼等。检查过程中如有任何不适挥手示意工作人员。

6.腹部增强CT需做好肠道准备：①检查前一天，食用流质或半流质饮食（如稀饭、面条、牛奶等）；②检查前禁固体食物4~6小时，上午检查禁早餐，下午检查禁午餐，可饮水、果汁、汤或糖水，饥饿或低血糖者可吃巧克力、糖果；③行上腹部检查前20分钟开始喝水，先喝500 mL，可排尿，即将检查时将剩余的500 mL饮用水喝完；④行下腹部、盆腔、前列腺、腹膜、输尿管、膀胱检查前最好排大便一次，检查前1小时开始喝水，每15分钟喝500 mL，喝完1500 mL后等尿急后（勿排尿）等待检查；⑤行全腹部增强CT检查前确保饮食清淡，最好排大便一次，检查前1小时开始喝水，每15分钟喝500 mL，喝完1500 mL后等待检查，即将检查时将剩余的500 mL饮用水喝完，确保肠道充盈。

7. 增强 CT 扫描后需留观 30 分钟，无不适拔针后方可离开。拔针后用无菌棉球按压针眼处 5~10 分钟至不出血即可。增强 CT 扫描结束后 24 小时内需多喝水，多排尿，促进对比剂排出体外。

(四) MRI 检查

磁共振 (MRI) 检查是利用人体氢原子核 (质子) 在巨大、恒定、均匀磁场中受射频脉冲激动后共振，以其多序列、多参数、多方位成像和组织分辨力高等特点以及能行 MR 水成像、MRI 功能成像、MR 血管造影和 MR 波谱成像等独特优势，已广泛应用于人体各个部位和各个系统的检查和疾病诊断。

【检查须知】

1. 检查前准备好以往的影像学检查资料，供医生参考。

2. 检查前去除金属物品如金属衣物、金属义齿、手表、耳环、戒指等，及磁性物体如磁卡、手机、磁盘等，以防干扰检查结果和损害携带的物品。

3. 行腹部检查前禁食 4 小时，胆囊、盆腔检查前晚口服造影剂，行盆腔检查者需保留尿液，膀胱充盈。

4. 幼儿、神志不清、癫痫等不配合者，应在医生指导下酌情给予镇静后检查。最好有健康家属陪同并穿好防护服。

5. 检查时听从工作人员的指导，主动配合完成检查，如保持体位不动，进行平静呼吸、勿做吞咽动作、屏气、闭眼等。检查过程中如有任何不适挥手示意工作人员。

6. 有以下情况不宜进行此项检查：装有心脏起搏器、存留血管金属夹、装有人工心脏金属瓣膜、体内有铁质异物、眼球内金属异物以及妊娠 3 个月以内。

(五) PET-CT 检查

正电子发射型计算机断层显像(PET-CT)检查是由 PET 提供病灶详尽的功能与代谢等分子信息,CT 提供病灶的精确解剖定位,从而一次性显像获得全身各方位的断层图像。具有灵敏、准确、特异及定位精确等特点,可直观地了解到全身状况,达到早期发现病灶和诊断疾病的目的。

【检查须知】

1. 检查前准备好以往的影像学检查资料,供医生参考。

2. 孕妇及哺乳期妇女不宜行此项检查,如必须检查,应在医生接诊时和预约登记时告知。

3. 检查前两周不做放疗、化疗,不使用升白细胞药物。

4. 检查前 7 天不做消化道钡餐及钡灌肠检查。

5. 检查前 2 天不喝酒、不做剧烈运动(如:长跑、快走等锻炼),保证清淡饮食。

6. 检查前需空腹 6 小时,降血压、降血糖、止痛药物不影响检查效果,宜遵照医嘱服药。当日检查前禁止饮用含糖饮料、不输注葡萄糖溶液,可适量饮用白开水。

7. 病情危重者应有家属及临床医生陪同;儿童及行动不便者应有家属陪同。

8. 患者提前到注射室注射显像剂,注射后在安静、避光的环境下休息 45~60 分钟。

9. 检查前去除体表金属异物,包括带有金属物质的内衣和物品,如活动义齿、发夹、耳环、项链、眼镜、皮带和钥匙等。

10. 扫描结束后留观 30 分钟，无不适拔针后方可离开。拔针后用无菌棉球按压针眼处 5~10 分钟至不出血为止。

11. 扫描结束后 24 小时内需多喝水，多排尿，促进显像剂排出体外。

12. 扫描结束后 24 小时内不要接触孕妇、哺乳期妇女和儿童。

三、动态心电图检查须知

动态心电图检查是一种在一定时间内（24~48 小时）录制患者心电信息变化的无创性检查，对心律失常、冠心病、心脏病预后、病态窦房结综合征及药物疗效的观察等有着重要价值。

【检查须知】

1. 检查前擦洗干净胸前，有胸毛者应剃除，贴身穿纯棉衣物。

2. 检查前提供既往心脏检查资料，供医生参考。

3. 佩戴记录仪期间严禁自行打开，保护好电极及其导联线，不得任意移动；不允许同时进 CT、MRI、超声、脑电图等有磁场及放射线的所有带电相关检查；停用手机一天；看电视时应距离电视 3~5 米远；电脑、电动麻将机、电热毯等带电的家电避免使用；严禁洗澡、淋浴及游泳等，以免干扰记录、损坏仪器、影响分析。

4. 患者可依据自身情况适量活动，勿剧烈运动，尽量避免上肢的过度活动以防图形干扰。

5. 患者需详细记录日志，尤其是出现症状时的病情情况。

四、神经电生理检查须知

(一)EEG 检查

脑电图(EEG)检查是脑组织生物电活动通过脑电波仪放大约 100 万倍记录下来的曲线,由不同的脑波组成,为临床脑部疾病诊断提供参考依据。

【检查须知】

1.检查前 1 天清洗头发,且不能使用发油等头发护理剂,以免影响记录波形质量。

2.检查前 24 小时停止服用镇静药、兴奋剂及其他作用于神经系统的药物,以免检查时形成假象,影响检查结果的判断。

3.检查时不能空腹,宜在饭后 3 小时内进行。

(二)EMG 检查

肌电图(EMG)检查是通过使用电子学仪器记录神经肌肉单位活动的生物电流,以此来判断周围神经、神经元及肌肉本身所处的功能状态,再结合临床对疾病作出诊断。

【检查须知】

1.检查前清洗干净手、脚,穿舒适、宽松的衣服。

2.检查前不需空腹,糖尿病或晕针患者若检查过程中有任何不适及时告知。

3.需抽血检查肌酸激酶的患者,应在肌电图检查前抽血,或于肌电图检查 2 天以后进行肌酸激酶检查。

4.正在服用和注射溴吡斯的明的患者,病情允许下,检查前停药 16 小时以上。

5. 当症状出现 2~3 周后进行检查，以提高阳性率。

6. 复查肌电图的患者，间隔时间需大于 1 个月。

7. 病情危重患者需家属或医务人员陪同。

8. 检查期间关掉手机，检查后 1 天内针眼处保持清洁干燥。

9. 有高血压病、心脏病的患者可按医嘱服药后进行检查。

10. 有以下情况不宜进行此项检查：血友病、出血倾向、凝血功能异常；装有心脏起搏器；有发热，皮肤局部感染，水肿明显。

五、内镜检查须知

(一) 胃镜检查

胃镜检查是通过直径约为 1 cm 且前端带有内视镜的医学管子，由嘴部直接伸入到受检者体内，途径食道、胃、十二指肠，经由该仪器中的导光纤维促使临床医生直观了解到受检者上消化道内各部位具体情况。主要应用于不明原因上腹疼痛、上消化道出血、呕吐、吞咽困难等症状患者的辅助检查，是诊断诸多胃肠道疾病的"金标准"和筛查胃肠道早期癌症的有效方式。

【检查须知】

1. 检查前需禁食 8 小时，上午检查者，需早上禁水、禁食；下午检查者，中午禁食，早餐清淡半流质饮食。幽门梗阻患者，检查前 2~3 天流质饮食，检查前一晚洗胃。

2. 常规服降血压、止痛药物的患者，早晨仍遵照医嘱服药。若服用阿司匹林、华法林等抗凝药需提前告知医生。若 3 天内做过 X 线胃肠钡餐造影者，不宜做胃镜。

3.检查时听从工作人员的指导，主动配合完成检查。

4.检查后咽喉部麻醉作用未消退，不要吞咽唾液，以免呛咳。待麻醉作用消失后，可少量饮水，如无呛咳可进食。当天以流质、半流质饮食为宜。

5.需要做无痛胃镜检查者必须无咳嗽、咳痰，心、肺、肝、肾功能良好，无消化道梗阻症状。无痛胃镜检查者需有家属陪同，检查后当天不能开车及高空作业。

6.取活检或夹除息肉后的患者，需禁食2小时，2小时后可以进食温偏凉的半流质饮食(稀饭、面条)。夹取息肉后的患者，忌剧烈运动。

7.检查后咽部可能会有疼痛或异物感，不要用力咳嗽，以免损伤咽喉部黏膜。出现腹痛、腹胀时，可通过按摩促进排气。

8.检查后3天内注意观察有无消化道穿孔、感染、出血等情况，一旦发现立即就诊。

9.有以下情况不宜进行此项检查：严重心肺疾病(严重心律失常、心力衰竭、严重呼吸衰竭及支气管哮喘)、肾肝功能不全、各种原因所致休克、昏迷者，急性食管、胃、十二指肠穿孔或持续性消化道大出血者，精神过度紧张、精神异常或检查时不能配合者，严重咽喉部疾病、严重颈胸段脊柱畸形及主动脉瘤。

(二)肠镜检查

肠镜检查是指经肛门将肠镜循腔插入至回盲部，从黏膜侧观察结肠病变的检查方法。肠镜检查几乎可以满足全部结肠区域的检查需要。结肠镜通过肛门进入直肠，直到大肠，可让医生观察到结肠和大肠的内部情况。结肠镜检查是医生用来检查大肠及结肠内部病变的一种诊断方式。由此可见，肠镜检查不仅能清晰地发现肠道病变部位，同时还能对病变部位进行处理和治疗。

【检查须知】

1. 检查前 3 天少渣半流质饮食(如稀饭面条)。禁吃西瓜、火龙果等带籽、带颜色的食物。

2. 检查前两天晚上开始，按医嘱根据不同病情进行不同的肠道准备。

3. 检查时听从工作人员的指导，主动配合完成检查。

4. 检查结束后卧床休息，做好肛门清洁。术后 3 天内少渣饮食。

5. 取活检或息肉电切除术后，需绝对卧床休息，避免剧烈运动，3 天内进软食，忌生冷硬等刺激食物，禁喝浓茶、烟酒及咖啡，保持大便通畅。

6. 检查后若出现持续性腹痛、腹胀、面色苍白或排大量黑便，应及时到医院就诊。

7. 有以下情况不宜进行此项检查：肠管狭窄、急性肠炎、肠坏死、放射性结肠炎、溃疡性结肠炎急性期、肛裂、肛周脓肿、痢疾、严重腹水、女性妊娠期、盆腔炎、月经期。

(三)阴道镜检查

阴道镜检查是利用一种双目立体放大镜式的光学窥镜，将被观察的局部放大 10~40 倍以便于观察外阴、阴道和宫颈上皮结构及血管形态，从而发现肉眼看不到的微小病变，指导可疑病变部位的活组织检查，以明确诊断。阴道镜检查主要用于发现宫颈和阴道病变。

【检查须知】

1. 检查前至少 48 小时内不作阴道冲洗、妇检，避免性生活。

2. 检查时间宜选择月经干净后 2 周内。

3. 有严重炎症时，需先进行抗感染治疗。

4. 检查时放松心情，可能会出现不适感或少量出血情况。

(四) 纤维支气管镜检查

纤维支气管镜(简称纤支镜)检查是将细长可弯曲的光学纤维内镜经口腔、鼻腔插入患者的下呼吸道，可直接观察气管及支气管病变，为气管、支气管、肺和胸腔疾病的诊断提供重要依据。纤维支气管镜检查在呼吸系统疾病诊断方面取得很大进展外，在治疗方面也得到了广泛应用。

【检查须知】

1. 检查前禁饮、禁食 4 小时，若有活动性义齿应先取出。

2. 操作时应主动配合医生，若有不适可举手示意。

3. 检查后 2 小时内禁饮、禁食，麻醉作用消失后可进食温凉半流质饮食。

4. 术后数小时内避免吸烟、谈话和咳嗽，使声带得以休息，以免声音嘶哑和咽喉部疼痛。

5. 检查后若持续不停咯血且量较多、胸痛剧烈、出现呼吸困难，立即急诊就诊。

6. 有以下情况不宜行此项检查：严重出凝血机制障碍、心功能不全、高血压、心律失常、主动脉瘤破裂、对麻醉药过敏、不能耐受检查全身状态极度衰竭者。

（五）电子喉镜检查

电子喉镜检查是指利用软管纤维内镜经口插入对鼻咽、口咽、喉咽和喉部进行检查。对早期的喉部肿物、异物、炎症、声带麻痹及喉部发声功能障碍的患者做出明确诊断。

【检查须知】

1. 检查前取下活动性义齿。

2. 有严重心血管疾病、对麻药过敏、过敏体质以及怀孕的患者，在鼻腔上麻药之前告知医生。

3. 检查后可能会出现恶心、呕吐或者咳嗽，属正常现象，若反应强烈时可以使用对症药物来缓解。

4. 行喉镜检查后 1 小时内禁食、禁水，饮食上主要以清淡为宜，避免刺激性食物，不抽烟喝酒。

5. 声带手术后，两周内尽量不发声。

6. 检查后若出现上呼吸道出血的现象，需及时到医院就诊。

第五节　门诊常用急救技术

一、徒手心肺复苏技术

（一）操作要点

1. 施救者双手轻拍患者双肩，并在患者双侧耳部大声呼叫"你还好吗？"。

2.呼救。呼救的同时，检查患者呼吸和脉搏。查看患者胸廓是否起伏，触摸颈动脉(1岁以下肱动脉)是否有搏动。判断呼吸脉搏时间5~10秒。如果患者没有呼吸或大动脉搏动消失，立即从胸外心脏按压开始进行5个周期的按压和人工呼吸(比例为30∶2)。

3.胸外心脏按压。

(1)患者仰卧于硬质地面或硬板。

(2)暴露患者胸部。

(3)施救者跪立于患者一侧，身体中轴平行于患者两肩连线水平。

(4)将一只手的掌根置于患者胸骨中、下部，另一只手的掌根置于第一只手上面，上半身前倾，腕、肘、肩关节垂直，以髋关节为支点，垂直向下用力，借助上半身的重力进行快速按压(对于体型较小儿童可单手按压、小于1岁婴儿可用2根手指按压)。每次按压深度达5~6 cm(儿童为5 cm、婴儿为4 cm)，按压频率为100~120次/分钟；每次按压时大声计数，手指不得接触胸壁；每次按压后确保胸壁完全回弹，双手不离开按压部位。

4.开放气道清除口鼻异物，取下活动性义齿。无颈椎损伤患者用仰头提颏法，有颈椎损伤者用推举下颌法开放气道。

5.人工呼吸。

(1)口对口呼吸法：用纱布遮住患者口鼻。开放气道。操作者平静吸气后捏紧患者鼻翼，双唇紧包住患者口部，使之完全不漏气，平静吹气。连续给予2次吹气，每次吹气时间持续约1秒，两次之间间隔1秒，每次吹气同时观察胸廓是否隆起。吹气完毕，松开捏鼻翼的手指。如果尝试两次后，患者仍无法进行通气,继续给予胸外心脏按压。

(2)口对面罩呼吸法:以鼻梁为参照,一手将面罩扣于患者口鼻部,另一只手开放气道。连续给予2次吹气,每次吹气时间持续约1秒,两次之间间隔1秒,吹气同时观察胸廓是否隆起。如果尝试两次后患者仍无法进行通气,立即取下面罩,继续给予胸外心脏按压。

6.按压和通气比为30:2。

7.多人参与抢救时,每5个周期或每2分钟轮换操作者,并评估呼吸和脉搏,直至自主循环恢复,进行进一步生命支持。

(二)注意事项

1.在识别心脏骤停后10秒内开始胸外心脏按压。

2.心脏按压位置正确,施救者双臂应位于患者胸骨的正上方。

3.每次按压之后让胸廓完全回弹。

4.尽量减少胸外按压的中断,中断时间不超过10秒。

5.给予有效的人工呼吸,使胸廓隆起,避免过度通气。

6.按压用力均匀,不宜过轻或过猛,以免造成无效按压或发生肋骨骨折、气胸、内脏损伤、胃内容物反流等。

7.多人参与抢救时,每5个周期或每2分钟与第2名施救者交换角色,交换用时小于5秒。

(三)考核标准

徒手心肺复苏技术考核标准见表6-1。

表 6-1　徒手心肺复苏技术考核标准

项目	内容及评分标准		分值	扣分
环境评估（15 分）	自身评估：着装整齐规范		1	
	用物评估：纱布 2 块		1	
	环境评估：现场安全、患者卧于硬质地面（口述加动作演示）		1	
	患者评估	判断意识：轻拍患者双肩，双侧耳边大声呼唤患者（口述无反应）	2	
		呼救：大声呼救，提到抢救车、除颤仪，看时间	2	
		判断心跳、呼吸：触摸近侧（1 分）颈动脉（喉结旁开两指，2 分）；观察患者胸廓起伏（1 分）；大声数 1001、1002……时间为 5~10 秒（1 分）（口述患者无呼吸 1 分、无颈动脉搏动 2 分）	8	
实施（73 分）	胸外心脏按压 40 分	施救者体位：跪于患者一侧，双膝与肩同宽正对患者双乳连线	1	
		按压部位：充分暴露胸部，按压部位正确（双乳连线中点）（1 分/循环）	3	
		按压方法：第一只手掌根置于按压部位，另一手掌根置于第一只手背（1 分），十指交叉相扣，第一只手手背充分上翘（1 分）；双肘关节伸直（1 分）置于患者胸骨正上方，利用体重和肩臂力量用力快速按压（1 分）（4 分/循环）（体型较小儿童可单手按压、小于 1 岁婴儿用 2 根手指按压）	12	
		按压深度、频率：按压深度 5~6 cm/次（儿童为 5 cm、婴儿为 4 cm，1 分），按压频率为 100~120 次/分钟（1 分）（2 分/循环）	6	
		按压放松比：1:1，每次按压后胸壁完全回弹（1 分），双手不离开按压部位（1 分）；每次按压时大声数数 01、02……（1 分）（3 分/循环）	9	
		按压次数：按压 30 次（1 分），时间为 15~18 秒（2 分）（3 分/循环）	9	

续表6-1

项目		内容及评分标准	分值	扣分
实施 （73 分）	开放 气道 10分	判断颈椎无损伤（2分），根据需要：头侧偏，取走活动义齿，纱布清理口鼻异物（2分）	4	
		开放气道：仰头抬颏法（一手用力按压患者前额，另一手食指中指抬起下颏，使下颌与耳垂连线与地面垂直）（2分/循环）	6	
	口对 口人 工呼 吸法 23分	患者口唇盖双层纱布，施救者紧包患者口唇使完全不漏气（2分/循环）	6	
		平静吸气后给予吹气，吹气时间>1秒，吹气时压前额的手大拇指和食指捏紧鼻腔使不漏气（2分），同时余光观察胸廓起伏（1分）（3分/循环）	9	
		吹气完毕松开捏鼻翼的手指（1分）；同时将头转向患者胸部，以吸入新鲜空气并观察患者被动呼气和胸廓回复（1分）（2分/循环）	6	
		连续2次人工通气，两次时间间隔为3~4秒，按压中断时间<10秒	2	
评价 （12 分）		5个循环后评估复苏效果（口述有效指征至少4个，口述进一步转运治疗）	6	
		记录时间	1	
		操作熟练，急救意识强	2	
		健康教育，人文关怀	3	

二、电除颤技术

（一）操作要点

1. 心电示波为心室颤动（简称"室颤"）或心室扑动时，需要立即电除颤。

2.呼救并记录时间。

3.将患者去枕仰卧于硬板床上，暴露胸部，取下金属饰品，必要时擦干皮肤。

4.开启除颤仪，确认"非同步"状态。

5.将导电糊均匀涂在电极上或垫盐水纱布垫于除颤部位。

6.选择合适的能量并充电。单相波除颤仪每次除颤选用360 J；双相波除颤仪首次除颤选 120~200 J，第 2 次和后续的除颤使用相同或更高的能量。

7.正确放置电极板，将标有负极"Sternum"的电极板放置于患者胸部右锁骨中线第 2~3 肋间（心底部），标有正极"Apex"的电极板放置于患者胸部左腋中线第 4~5 肋间（心尖部）。

8.再次确认心电示波为室颤，大声说"请大家离开"，并环视确认所有人员离开床边，与患者无身体接触！随即进行放电。

9.除颤完毕，立即行胸外心脏按压。5 个循环或 2 分钟后，评估心电示波是否恢复自主心律。如心电示波仍为室颤，再次予以除颤。

(二)注意事项

1.使用前检查除颤仪各项功能是否完好，电源有无故障，充电是否充足，各种导线有无断裂或接触不良。

2.除颤前确定患者除颤部位皮肤干燥，避开溃烂或伤口部位。

3.避免两个电极板涂擦的导电膏过多溢出，以免因此造成短路灼伤皮肤。禁用乙醇，否则可引起皮肤灼伤。

4.尽量选择在颤动波粗大期内进行除颤。

5. 两电极板之间的距离超过 10 cm。如患者带有植入性心脏起搏器,应注意避开。

6. 放电时提醒所有人离开病床和患者,以免受到电击伤害。

(三)考核标准

电除颤技术考核标准见表 6-2 所示。

表 6-2　电除颤技术考核标准

项目		内容及评分标准	分值	扣分
评估 (25 分)	自身 评估	着装整齐规范	3	
	用物 评估	物品准备:除颤仪(1分)、抢救车(1分)、导电糊(1分)、纱布(两块酒精纱布,两块干纱布)(1分)、快速手消毒(1分)、垃圾桶(1分)、护理记录单(1分) 仪器准备:检查除颤仪各导线连接紧密、开机性能良好、电量充足;功能完好,处于备用状态(7分)	14	
	环境 评估	场景描述:病房内有一位患者的心电波形显示为室颤	5	
	患者 评估	评估患者心电图示波为室颤或无脉室性心动过速	3	
实施 (60 分)		排除电极干扰、电极脱落、导线脱开	3	
		大声呼叫并轻拍患者双肩(避免晃动患者的身体),患者无反应	4	
		呼叫其他医护人员,准备抢救车、除颤仪,记录抢救时间	4	
		患者体位:复苏体位,充分暴露胸壁,左臂外展(口述:立即实施 CPR)	4	
		检查胸前皮肤有无潮湿、破损,必要时纱布擦干,有无起搏器	3	
		电极片移至非除颤部位	3	
		连接电源,打开开关,选择非同步模式	3	

续表6-2

项目	内容及评分标准	分值	扣分
实施 (60 分)	调节除颤能量(双相波 200 J,单相波 360 J)	3	
	取下手柄电极,均匀涂抹导电糊	3	
	放置电极板:STERNUM(胸骨)电极置于患者右锁骨中线第 2 肋间(3分),APEX(心尖)电极置于患者左腋中线第 5 肋间(3分)	6	
	两电极板距离>10 cm,避开起搏器	3	
	充电前再次确认是否为室颤	3	
	充电	3	
	充电完毕,口述"请大家离开"或"CLEAR",并环视确认所有人员离开床边,与患者无身体接触	3	
	电极板紧贴患者皮肤	3	
	放电:双手同时按压放电钮	3	
	除颤后立即行 5 个循环 CPR	3	
	评估:心电示波恢复窦律,除颤成功,记录时间	3	
评价 (15 分)	清洁并评估除颤部位皮肤,整理衣物,予以健康宣教	3	
	卫生手消毒,关闭开关,拔除电源	3	
	清洁电极板,检查手柄电极及导线,手柄电极归位	3	
	整理并补充用物,除颤仪放置于固定位置并充电	3	
	洗手,记录	3	

三、简易呼吸器的使用

(一)操作要点

1.施救者双手轻拍患者双肩,并在患者双侧耳部大声呼唤"你还好吗?"。

2.呼救同时检查患者呼吸和脉搏，判断有脉搏，患者无呼吸或喘息样呼吸。

3.去枕平卧，暴露患者胸部，口鼻有异物者立即头偏向一侧，清除口鼻腔分泌物，取下活动性义齿。

4.连接面罩及简易呼吸器。

5.连接氧气，调节氧流量为 8~10L/分钟。

6.操作者站于患者头部正上方，将面罩放在患者口鼻部，一手以"EC"手法开放气道(无颈椎损伤患者用仰头提颏法，有颈椎损伤者用推举下颌法开放气道)并固定面罩，另一手挤压球囊，挤压深度为球囊的 1/2~2/3，通气量为 400~600 mL，每次挤压通气持续 1 秒，同时观察胸廓有无隆起。

(二)注意事项

1.如果外接氧气，应使储气袋充满氧气，如未接氧气时应将其组件取下。

2.发现患者有自主呼吸时，应按患者的呼吸动作加以辅助，以免影响患者的自主呼吸。

3.充分开放气道，挤压呼吸器时，压力不可过大，速度不宜过快，避免过度通气。

4.简易呼吸器通气技术适应于双人施救者施行 CPR 时使用。

5.挤压球囊出现胸廓起伏、血氧饱和度上升、患者面部紫绀消退时，说明呼吸器的使用有效。

6.如简易呼吸器不能改善患者缺氧症状，给予气管插管。

(三)考核标准

简易呼吸器使用考核标准见表6-3。

表6-3 简易呼吸器使用考核标准

项目	内容及评分标准	分值	扣分
评估 (16 分)	自身评估：着装整洁，仪表符合操作要求(2分)；洗手(1分)，戴口罩(1分)	4	
	患者评估：去枕平卧(2分)，仰卧于硬板床或硬质地面(2分)	4	
	环境评估：安全、宽敞、安静，利于现场抢救(2分)	2	
	用物评估：氧气装置功能完好(2分)，必要时备开口器、舌钳、吸痰装置、口咽(鼻咽)通气道、气管插管包、呼吸机(1分)，检查简易呼吸器功能是否完好(2分)(面罩大小、充盈度；球囊、储氧袋有无漏气等)，根据病例选择合适的呼吸球囊(成人、儿童)(1分)	6	
实施 (64 分)	发现患者面色青紫、口唇紫绀(2分)，双手拍患者双肩，对双耳大声呼喊"喂，你怎么了"，发现患者意识丧失(2分)，立即呼救："快来帮忙！推抢救车(1分)！推除颤仪(1分)！"	6	
	用2~3根手指沿气管滑至气管与颈侧肌肉之间的沟内，触摸颈动脉搏动，同时观察胸廓起伏(1分)，时间为5~10秒(1分)。报告：无呼吸或喘息样呼吸，有颈动脉搏动(2分)	4	
	患者去枕(1分)、头后仰于硬板床上(1分)，解开衣领，暴露患者胸腹部(1分)	3	
	清理呼吸道(1分)，取下活动性义齿(1分)	2	
	检查是否有颈椎损伤(1分)，开放气道方法正确(1分)	2	
	连接面罩、简易呼吸器(2分)	2	
	连接氧气，氧流量为8~10 L/分钟(2分)	2	

续表6-3

项目	内容及评分标准	分值	扣分
实施（64分）	将面罩紧扣口鼻，一手使用"EC"手法开放气道并固定面罩	4	
	另一只手规律挤压球囊 5 次，同时观察患者胸廓有无隆起（一次不合格扣 3 分）	15	
	每次送气量为 500~600 mL，频率为 10~12 次/分钟（一次不合格扣 2 分）	10	
	判断缺氧症状改善情况： 缺氧症状改善：胸廓有起伏（2 分）；血氧饱和度上升（2 分）；改面罩吸氧，氧流量为 8 L/分钟（2 分） 缺氧症状未改善：立即检查并调整头部及气道位置是否合适（2 分），必要时插入口咽或鼻咽通气道，或建立高级气道（2 分）	10	
	安慰患者，协助取舒适卧位，予以健康宣教（2 分）；整理床单位及用物，脱手套，洗手，记录（2 分）	4	
评价（20分）	人文关怀：操作前告知目的（1 分）；操作中询问感受并观察病情（2 分）；操作后及时巡视及协助取舒适卧位（2 分）；关注隐私保护及安全保护（1 分）	6	
	熟练度：呼吸器型号选择正确（2 分），面罩选择正确（2 分），操作时间≤6 分钟（6 分，每超时 1 分钟扣 1 分，扣完为止）	10	
	护患沟通有效，符合临床实际	4	

第七章

门诊工作应急预案

第一节　制订门诊工作应急预案的目的与原则

　　门诊工作应急预案是指医院为依法、迅速、科学、有序应对突发事件，最大程度减少突发事件及其造成的损害而预先制订的工作方案。

　　门诊工作应急预案的制订应遵循以下原则：①具有合法性、完整性、针对性、实用性、科学性、可操作性；②组织结构清晰，预案内容具体，各部门分工明确；③遵循 PDCA 动态管理原则，及时更新应急预案，定期开展应急培训和演练，对应急预案及演练效果进行评价，并结合实际情况在工作中不断改进应急预案。门诊应急预案的制订，能在医院门诊突发应急事件时及时、高效应对，做到有备无患，保障门诊医务人员和门诊患者的生命和财产安全，将突发事件的危害降到最低。

第二节　门诊工作应急预案

一、门诊信息系统故障应急预案

医院信息系统是指在医疗系统中，通过信息化技术设施和手段，将来访患者的相关信息进行采集、加工、传递和管理，同时也赋予来访患者特定信息筛选和传输权限的功能平台。医院信息系统故障是指信息系统受到人为或自然因素、意外事件等的影响，不能正常工作，影响医院正常业务的运转，同时也影响着广大患者的正常就医。

门诊信息系统故障的主要原因包括人为因素、自然因素和意外事件等。人为因素有操作不当、病毒入侵计算机等；自然因素有地震、洪涝灾害、雷电等；意外事件有停电、火灾、水灾等。

（一）防范措施

1. 网络设备保障：各交换机之间实行双线运行；实时监控网络状态和实时报警；内外网物理隔离；网关认证等。

2. 应用软件保障：及时更新软件，并做好用户授权、密码管理、第三方访问控制管理等。

3. 病毒防范保障：安装防病毒软件，定期为电脑杀毒；医院内网电脑禁止使用 U 盘、可移动磁盘等。

4. 供电保障：电源采用专用的双电源进房，进房后的电源再采用 UPS 不间断电源；配置应急发电系统。

5. 进行信息系统故障应急演练，工作人员掌握人工纸质流程，各部门协作，保证医疗质量安全。

6. 做好应急系统启动后的数据恢复工作。

(二) 应急措施

1. 拨打医院信息网络中心电话。

2. 报告门诊部主任、护士长。

3. 通过广播给予温馨提示，安抚患者，疏散人群，维持就医秩序。

4. 信息系统故障达 15～30 分钟时，门诊部、信息网络中心主任报告院领导，启动信息系统故障人工纸质流程。

5. 呈报医疗安全(不良)事件。

(三) 处理流程

信息系统发生故障→拨打医院信息网络中心电话→报告门诊部主任、护士长→通过广播温馨提示→信息系统故障达 15～30 分钟，请示院领导，启动人工纸质流程→呈报医疗安全(不良)事件。

二、门诊停电应急预案

停电即停止电力传送，使电器无法获取外部电源。包括人为停电、保护停电、意外停电。医院医疗设备趋于现代化、信息化、智能化，对电能的需求日益增大，一旦发生停电，将给医院的诊疗工作带来很大影响，严重时将直接影响到患者生命安全。

停电发生的主要原因：①环境问题：包括自然灾害和恶劣天

气。火灾是发生概率最高的自然灾害，火灾中的高温会熔断线路，引起大面积停电；极端的天气会对电网造成严重的威胁，易导致变配电设备故障。②设施问题：医院电网结构相对简单，电源配置相对集中；设备老化或破损。③人为影响：电气设备管理人员出现指挥失误或误操作；日常检修不到位；电力网络的人为恶意侵袭。

（一）防范措施

1. 医院应由两路独立电源供电，有应急发电系统，做好电网安全监控。

2. 电气设备管理人员正确操作各种设施，定期检查电源、线路及用电设施，必要时及时更新设备，保证其功能完整。

3. 门诊各科室做好应对突然停电的准备工作，应急照明设备处于完好备用状态。

4. 门诊特殊科室，如手术室、呼吸内镜室、胃肠镜室、人流室等科室应备有简易呼吸器及应急电源。

5. 定期组织医务人员学习停电应急预案，开展停电应急演练。

（二）应急措施

1. 计划停电：接到停电通知后，立即通知门诊各科室负责人做好停电应对措施，准备启用应急照明设备。

2. 突发停电：①开启应急照明设备，并通过广播循环播报温馨提示；②立即报告后勤水电组及门诊部负责人，紧急排查停电原因，维修故障，根据实际情况开启应急发电系统；③门诊特殊科室必要时启动应急电源；④加强门诊各楼层的巡视，安抚患者，同时注意防火、防盗；⑤呈报医疗安全(不良)事件。

(三)处理流程

1. 计划停电→接到停电通知→门诊各科室做好停电应对措施→启用应急照明设备。

2. 突然停电→开启应急照明设备，广播循环播报温馨提示→报告后勤水电组和门诊部主任、护士长→紧急排查维修→特殊科室启动应急电源→加强门诊各楼层巡视→安抚患者→防火、防盗→呈报医疗安全(不良)事件。

三、门诊火灾应急预案

失去时间和空间上控制的燃烧称为"着火"，由此造成物质财产损失、人员伤亡等灾害性事件称作"火灾"。火灾带给人类最直接的伤害就是机体的烧伤或烫伤。火灾的危害主要来自火场烟雾及有关毒物。

火灾的主要原因有：①电气设备：违反电器使用安全规定，或者电线老化或超负荷用电造成火灾。②违章操作：违反安全操作规定造成火灾。③吸烟：乱扔未熄灭的烟头、火柴杆或在禁止吸烟处违章吸烟造成火灾。④玩火或放火：玩火主要是指儿童、老年痴呆患者或智障者玩火柴、打火机等引发火灾；放火是指人为蓄意造成火灾。⑤自然原因：如雷击、地震、自燃、静电等造成火灾。⑥其他原因：电热器接触可燃物、电气设备摩擦发热打火、灯泡破碎、静电放电、导线断裂、忘记切断电源等。

（一）防范措施

1.组织全体医务人员学习《消防法》和防火灭火基本知识，学会正确使用灭火器材，懂得人人有维护消防安全、保护消防设施、预防火灾、报告火警的义务。

2.门诊工作场所设有安全通道指示标识。

3.定期检查门诊环境，保持安全通道畅通，消除火灾隐患。

4.定期检查和维护门诊消防设施（火灾自动报警系统、自动喷水灭火系统、消防栓给水系统、防排烟系统、消防器材），保证其功能完好。

5.成立消防安全工作组，设灭火行动组、疏散引导组和安全救护组，总指挥统一调配，定期进行消防应急演练。

（二）应急措施

1.一旦发生火灾，马上切断电源和可燃气体的气源。

2.立即拨打消防报警电话，并详细告知着火地点、燃烧物品和目前状况。并迅速报告门诊部主任、护士长。

3.马上组织人员灭火，成立灭火行动组、疏散引导组和安全救护组，服从总指挥统一命令，做到各司其职，忙而不乱。

（1）灭火行动组：先勘察火灾现场，查明火源位置、燃料物质的性质、范围和火势蔓延的主要方向，有无爆炸、毒害、腐蚀、遇火燃料等物质。灭火方法："先控制、后消灭"，即：隔离法、冷却法、抑制法。可启动消防用水，利用卷盘、水带等配合手提式灭火器同时使用，并随时向前来救火的人员汇报火场情况。

（2）疏散引导组：迅速组织人员进行疏散，派专人疏通交通路口，并指挥人员按逃生路线图进行紧急逃离，因地制宜、灵活机动地引导突围救人。当发现救援难度大的被困人员或者特殊险情时，立即报总指挥。

（3）安全救护组：根据现场情况确定现场急救顺序，注意将患者搬送至安全地带。对危重患者和不能行走的患者安排人力进行疏散并给予必要的治疗和护理。在疏散救人过程中注意患者安全，随时观察病情变化，对已有烧伤患者在脱离火场后先作一般急救处理，如止血、包扎、固定后搬送，搬送动作轻巧、行动平稳、不可快跑，避免不必要的震动，减轻伤员的痛苦和不安；按转运要求及时安全转运其他患者，并做好记录。

4. 火场扑灭后，迅速处理善后事宜，安抚患者，维持正常秩序，尽快恢复门诊正常医疗工作。

5. 呈报医疗安全（不良）事件。

（三）处理流程

发生火灾→立即切断电源及可燃气源→立即消防报警，报告门诊部主任、护士长→同时马上组织分组行动（迅速灭火、有序疏散及安全救护）→扑灭火灾后，处理善后事务→安抚患者→恢复门诊正常医疗工作→呈报医疗安全（不良）事件。

四、门诊患者突发暴力行为应急预案

患者暴力行为是指门诊患者在各种心理、社会因素或精神病状的影响下，突发的自杀、自伤、伤人、毁物等冲动行为，其中以攻击为最常见。暴力类型主要有：①非身体暴力（无身体接触，如辱骂、恐吓、威胁等）；②轻微肢体暴力（没有使用器械且未造成明显损伤，如推搡、踢踏、捶打、揪头发等）；③严重肢体暴力（使用棍棒、刀等器械或造成明显损伤）。

门诊患者暴力行为发生的主要原因有就医环境因素、患者因素、医务人员因素等。

（一）防范措施

1. 门诊布局合理，就医流程顺畅，安全出口通畅。

2. 强化医院防范，门诊配备完善监控系统，加强门诊安全保卫工作。

3. 加强宣传教育，提高医务人员的警惕性，发现可疑人员及时报告。

4. 精神病患者就医需有家属陪同并做好"四防"。

5. 做好安全培训，提升医务人员的服务态度和沟通技巧，提高防暴免伤害能力。

（二）应急措施

1. 一旦发现患者有暴力行为，当班者保持沉着冷静，采取果断措施保护自身及其他患者安全。

2. 医务人员受到暴力威胁，立即呼救，从安全出口撤离现场。报告安全保卫部，必要时报警。

3. 积极协助公安及安全保卫人员调查取证。

4. 安抚在场患者及家属的焦虑恐惧情绪，对受到暴力伤害医务人员进行心理疏导，尽快恢复门诊正常医疗秩序。

5. 呈报医疗安全（不良）事件。

（三）处理流程

发现患者有暴力行为→采取措施保护自身及其他患者安全→医务人员受到暴力威胁，立即呼叫并撤离→报告安全保卫部，必要时报警→协助调查取证→安抚患者及家属情绪，对受到暴力伤害医务人员进行心理疏导→恢复正常门诊医疗秩序→呈报医疗安全（不良）事件。

五、门诊患者自杀应急预案

自杀是指个体蓄意或自愿使用各种方式结束自己生命的行为。在我国，自杀已成为排名第五位的死亡原因。自杀事件造成的影响范围广，若自杀死亡，会对患者身边的人造成心理阴影，甚至导致医务人员与患者家属关系紧张。

患者自杀的医院环境可分为物理环境与人文环境。物理环境指硬环境，与医院硬件设施有关；人文环境指软环境，与医院管理者、医护人员、保卫人员、巡视人员、患者家庭人员等有关。患者自杀的常见方式：跳楼、锐器、自缢、药物等。患者自杀的常见地点：楼顶、窗台、阳台、洗手间、楼梯间等。

（一）防范措施

1.加强巡视，早期识别自杀风险患者，及时与医生、家属沟通。

2.有自杀倾向的精神病患者，就诊时必须有家属陪同。

3.门诊环境安全，加强对危险物品的管理，采取必要防护措施，楼顶隔断门上锁等。

4.接待患者时态度友好，沟通时不谈论患者病情，保护患者隐私，避免刺激患者情绪。患者就医情绪不稳定时，医务人员耐心倾听，给予安抚和鼓励。

(二) 应急措施

1.发现患者自杀，评估患者受伤程度，立即就地抢救。

2.及时报告门诊部主任、护士长，家属不在场时通知患者家属。

3.患者自杀未遂，先稳定患者情绪，无任何伤害者，协助家属陪同患者完成门诊诊疗后离院；造成伤害者，送往急诊医学科或相关专科救治。

4.确认患者死亡，保护现场，清理无关人员，减少不良影响；保存自杀用具，寻访目击证人，协助公安部门调查取证。

5.安抚在场患者及家属，尽快恢复门诊正常医疗秩序。

6.呈报医疗安全(不良)事件。

(三) 处理流程

发现患者自杀→评估患者情况，就地抢救→报告门诊部主任、护士长→通知患者家属(患者自杀未遂→稳定患者情绪→ 协助患者离院或者转送急诊医学科；患者死亡，协助调查取证)→安抚在场患者及家属→恢复门诊正常医疗秩序→呈报医疗安全(不良)事件。

六、门诊患者病情突变应急预案

门诊患者病情突变是指由于疾病本身或其他因素导致门诊

患者在就诊过程中，病情突然发作或加重。

门诊患者病情突变的主要原因是患者自身疾病、候诊时间、环境因素、进食与否、年龄等。

（一）防范措施

1. 优化门诊候诊环境和就诊流程，避免人群拥堵、空气不流通。

2. 加强业务培训和考核，提升急救技能，人人掌握门诊患者突发病情变化抢救流程。

3. 分诊人员根据患者就诊信息常规评估，对高危患者进行生命体征测量，记录在门诊病历上；与门诊医生沟通，合理安排优先就诊；关注候诊患者病情变化，主动与患者陪护沟通，做好健康宣教。

4. 各楼层定点放置急救车（急救箱），急救药品、物品、除颤器等急救设备，随时处于完好备用状态。

5. 仔细观察患者，及时识别高危患者，发现特殊情况主动询问患者及陪护，做好应急处理。

6. 有条件的医院可以在门诊分区域安装应急报警系统，患者突发病情变化，启动应急按钮，急救人员收到信息核实后，快速赶到现场急救，为患者争取抢救时间。

（二）应急措施

1. 门诊患者突发病情变化，应就地抢救，同时就近呼叫门诊医生。

2. 迅速建立静脉通道，吸氧。心脏骤停时立即进行心肺复苏，必要时使用生命支持设备，配合医生快速将患者转运至急诊医学科进一步救治。

3. 及时跟患者家属做好沟通工作。

4. 报告门诊部主任、护士长。

(三)处理流程

门诊患者突发病情变化→就地评估病情和急救，同时就近通知门诊医生→拿取急救箱和平车→快速转运至急诊医学科进一步抢救→安抚患者家属→报告门诊部主任、护士长。

七、门诊患者心脏骤停应急预案

心脏骤停是由于心脏因素及非心脏因素导致心脏射血功能的突然终止，造成全身血液循环中断、呼吸停止和意识丧失。

心脏骤停发生的主要原因有：①意外(溺水、触电、麻醉意外等)；②呼吸系统(窒息、气管异物、喉痉挛等)；③神经系统(脑疝、脑水肿、癫痫持续状态、脑外伤等)；④循环系统(先天性心脏病、心肌病、心肌炎、心律失常、休克等)；⑤代谢及电解质紊乱、过敏、各种中毒等。心脏骤停发生时，患者脑细胞缺氧最为敏感，一般缺氧超过4分钟就可发生不可逆的损害，超过10分钟就会发生脑死亡。立即进行有效的心肺复苏(CPR)，可有效提高抢救成功率。

(一)防范措施

1. 关注患者病情变化，加强对年老体弱、既往有心血管疾病患者的观察，必要时测量患者生命体征，发现异常立即报告医生。

2.门诊各楼层备好抢救车、除颤仪等急救设备和急救药品。

3.定期开展急救培训及心脏骤停应急演练。

(二)应急措施

1.门诊患者出现心脏骤停，立即就地抢救，同时呼叫附近医护人员携抢救车(箱)和除颤仪参与抢救。

2.将患者仰卧于地面，暴露胸部，松开裤带，迅速进行胸外按压。

3.去除义齿，清除口鼻内分泌物和异物，开放气道，保持气道通畅。

4.尽早除颤，持续进行 CPR，使用简易呼吸气囊进行辅助通气。

5.氧气吸入，建立静脉通道，遵医给予必要的抢救药物。

6.参加抢救人员密切配合，有条不紊，严格查对，做好抢救记录，并保留各种药物安瓿及药瓶。

7.尽早实施头部降温，上冰帽、冰袋，保持头部温度 28 ~ 30℃，肛温 30~32℃，保护脑细胞，预防脑水肿。

8.抢救期间严密观察患者的生命体征，及时护送至急诊医学科进一步救治并做好交接工作。

9.与患者家属沟通抢救进展情况，做好安抚工作，避免医疗纠纷。

(三)处理流程

就地抢救(同步呼救)→立即实施 CPR→尽早除颤→吸氧，

建立静脉通路，给药→头部降温→护送至急诊医学科进一步救治→做好记录和交接→沟通及安抚家属。

八、门诊患者突发低血糖应急预案

低血糖的诊断标准为非糖尿病患者血糖<2.8mmol/L，接受药物治疗的糖尿病患者血糖≤3.9 mmol/L。2017年美国糖尿病学会（ADA）指南建议，临床症状明显的低血糖被定义为血糖<3.0mmol/L，低血糖警戒值定义为血糖<3.9 mmol/L。低血糖的临床表现：①交感神经兴奋：心悸、冷汗、饥饿、焦虑、颤抖、面色苍白、乏力、恶心等；②中枢神经症状：头晕、意识模糊、精神失常、语言不清、大小便失禁、抽搐、昏迷。

低血糖发生的原因非常多，如饮食、运动、各种不良刺激、糖皮质激素分泌不足、胰岛细胞瘤等，并非身体有疾病时才会发生低血糖，在食欲不振、过度饥饿、精神过度紧张、出汗过多、体液不足等情况下均可发生。

（一）防范措施

1.加强业务能力培训，熟悉低血糖的临床表现、发生原因和应急处理措施。提高门诊医务人员敏锐的观察力和急救意识，培养医务人员的预见性、主动性。

2.易发生低血糖的场所，如糖尿病诊区、抽血室、B超室、胃肠镜室等，医务人员提高风险防范意识，做好应急准备。便民箱里面备有应急食物，注意在保质期内。

3.加强对患者的健康宣教，养成良好的生活习惯，进食规律，合理运动。

4.指导糖尿病患者随身携带饼干、糖果等食物和身份识别卡，以便发生低血糖时急用。

(二)应急措施

1.患者发生低血糖症状，怀疑低血糖时，立即通知医生，监测血糖明确诊断，无法测定血糖时暂按低血糖处理。

2.将患者就近移至诊间治疗床休息，予对症处理。注意保暖，防跌倒。

(1)意识清醒患者，立即进食15克含糖食物，15分钟后测血糖；若血糖未上升，继续进食15克碳水化合物，15分钟后复测血糖；若血糖仍未上升，再进食15克碳水化合物并复测血糖。

(2)低血糖导致意识障碍者，保持呼吸道通畅，遵医嘱静脉推注50%的葡萄糖注射液，必要时静脉滴注5%~10%葡萄糖注射液，密切监测患者血糖，观察症状改善情况和病情变化，护送至急诊医学科积极治疗。

3.安抚患者和家属，做好低血糖相关知识宣教。

(三)处理流程

门诊患者疑似低血糖→通知医生并监测血糖→意识清醒患者进食，意识障碍者遵医嘱静脉推注50%葡萄糖→监测血糖→观察症状改善情况，病情变化情况→护送至急诊医学科治疗。

九、门诊患者癫痫发作应急预案

癫痫是一组以反复发作的神经元异常放电所致的暂时性脑功能失常为特征的临床综合征。它是一种比较常见的神经系统疾病，具有短暂性、刻板性、间歇性、反复发作的特征。根据病因，癫痫发作可分为两大类，即原发性癫痫和继发性癫痫。原发性癫痫是指无脑部器质性或代谢性疾病表现，查不出任何原因一类的癫痫。继发性癫痫的病因很多，继发性癫痫发作的危险因素包括遗传、产前或产时损伤、高热惊厥、外伤、肿瘤及颅脑手术和神经系统其他疾病等。

癫痫的临床表现为突然昏倒，神志丧失，口斜眼歪，双眼发直，抽搐，或出现运动或感觉等功能障碍。患者在发作前常有自觉症状，如胸闷、恐惧、流涎等。癫痫发作的主要诱因有情感应激、睡眠紊乱、疲劳、漏服药物、环境嘈杂等。

（一）防范措施

1. 加强门诊环境管理，保持安静、整洁、宽敞、通风、温度和湿度适宜。各楼层急救物品完好。

2. 加强业务能力培训，提高门诊医务人员敏锐的观察力和急救意识，培养门诊医务人员的预见性、主动性。

3. 对门诊癫痫患者开辟绿色通道，缩短候诊时间，避免诱因，预防癫痫发作。

4. 对候诊的癫痫患者，加强观察，发现前驱症状时，及时采取预防措施，防止意外发生。

5. 对癫痫患者及家属进行相关健康宣教，包括服药、饮食、运动、睡眠、心理、定期复查、个人安全防护知识。

（二）应急措施

1. 门诊患者癫痫发作时，立即就近呼叫医生，马上让患者侧卧或平卧头偏向一侧，迅速解开患者的衣领、腰带，保持呼吸道通畅。

2.清除患者身上的尖锐物品，在患者的关节部位垫柔软物件，防止擦伤。对抽搐肢体不能强行按压，以防骨折、脱臼等。抽搐时不可强行喂水或喂药，以免造成窒息。

3.必要时让患者吸氧，建立静脉通路，遵医嘱给予抗癫痫药物。

4.如果发作时间超过5分钟或者出现意识障碍，立即护送至急诊医学科救治。

5.安抚患者，与患者家属沟通。

(三)处理流程

门诊患者癫痫发作→呼叫医生，就地急救→保持呼吸道通畅→必要时吸氧，建立静脉通道，遵医嘱给药→根据病情护送患者至急诊医学科救治→安抚患者，与患者家属沟通。

十、门诊患者突发晕厥应急预案

晕厥是指由一过性广泛脑供血不足所致短暂的意识丧失状态。一般为突然发作，发作时患者因肌张力消失不能保持正常姿势而倒地，临床上多有明显的诱因如疼痛、恐惧、情绪紧张等，晕厥前有短时的前驱症状，如头晕、恶心、脸色苍白、出冷汗等。意识丧失时间一般为数秒，个别患者意识丧失时间可超过一分钟。

晕厥的原因主要有以下四个方面：①由于迷走神经兴奋、体位改变、排尿困难、咳嗽及疼痛等因素影响而发生反射性晕厥；

②由于心脏疾病引起心排血量减少或心脏停搏,导致脑组织缺氧而发生心源性晕厥;③由于脑动脉粥样硬化、短暂性脑缺血发作、偏头痛等疾病导致脑血流供应不足而发生脑源性晕厥;④由于低血糖、情绪紧张、哭泣、重症贫血及高原环境等情况引起血液成分异常导致缺血缺氧而发生晕厥。

(一)防范措施

1. 加强门诊环境管理,保持安静、整洁、通风、温度和湿度适宜。

2. 诊疗开始前,了解患者的进食情况和心理状态。如检查、治疗无禁食要求,告知患者进食后再行注射等操作,防止患者因低血糖而发生晕厥;对既往有晕针、晕血史者,应予以警惕,安抚患者情绪,防止患者因紧张而发生晕厥。

3. 诊疗过程中,操作应规范、熟练、轻柔,防止患者因疼痛而发生晕厥;儿童吵闹哭泣时分散其注意力,防止儿童因哭泣而发生晕厥。

4. 诊疗结束后,嘱咐患者缓慢起身,必要时给予搀扶,防止患者因体位改变而发生晕厥。

5. 加强病情观察,及时发现晕厥先兆,做好门诊患者的健康宣教,指导患者积极治疗心脏疾病和脑血管疾病等基础疾病,防止患者因心脑血管等疾病而发生晕厥。

(二)应急措施

1. 立即呼叫位于事发地点周边的医生,评估患者,准确判断。

2.将患者平卧，松解衣扣，头偏向一侧，保持呼吸道通畅，注意保暖。

3.迷走神经兴奋引起的晕厥一般不需特殊处理即可自行恢复；体位改变引起的晕厥，可以采取头低足高位，病情严重者可静脉输液补充体内血容量；低血糖引起的晕厥，可口服葡萄糖，病情严重者可静脉推注50%葡萄糖20~40 mL。

4.密切观察患者病情变化，对症处理，必要时予以吸氧、补液。

5.做好心理护理，安抚患者，缓解患者紧张情绪，消除恐惧心理，取得其配合。

6.患者病情平稳后，查找患者晕厥原因，评估患者是否存在严重的基础疾病及可能出现的后果，必要时送急诊医学科进一步处理。

（三）处理流程

报告医生→保持呼吸道通畅→密切观察，对症处理→心理护理→必要时护送至急诊医学科进一步处理。

十一、门诊患者跌倒应急预案

跌倒是指突发、不自主的、非故意的体位改变，倒在地上或更低的平面上。按照国际疾病分类（ICD-10）对跌倒的分类，跌倒包括以下两类：①从一个平面至另一个平面的跌落；②同一平面的跌倒。发生跌倒后轻者引发身体不适，重者产生各种损伤，可导致残疾，甚至危及生命，给家庭和社会带来巨大的负担，也是医疗纠纷的高危因素。

跌倒发生的主要原因有：①年龄因素：65岁以上老人跌倒的风险增加，80岁以上的老人发生跌倒的风险很高；②疾病因素：视力衰退或受损、心脑血管系统疾病（体位性低血压、晕厥、高血压、冠心病等）、肢体功能障碍及平行不良者（肌肉无力、周围神经性疾病、小脑病变等）、排泄系统失常（夜尿症、二便失禁、腹泻）、精神意识状况失常（严重头晕、乏力、感觉迟钝、意识障碍、幻觉、定向障碍）、高热大汗体虚者、特殊检查需空腹者（抽血、B超、胃肠镜等）；③环境因素：光线、地面、卫生间、候诊椅、扶梯等；④药物因素（服用镇静药、降压药、利尿药、泻药、止痛药、降糖药物等）。

（一）防范措施

1. 保障门诊就医环境安全：光线充足，地面清洁、干燥、防滑、无障碍物，走廊、过道通畅，候诊椅、楼梯护栏完好；卫生间内有扶手、坐便器，配有残疾人专用卫生间；有平车、轮椅专用通道，坡道平缓。

2. 张贴预防跌倒的警示标识醒目：清洁地面时放置"小心地滑"提示；卫生间有"小心跌倒"提示；手扶电梯处有"请勿踩踏黄线"提示；楼梯口有"小心台阶"提示。

3. 做好防范跌倒培训，强化安全管理意识。加强巡视，关注有跌倒高风险的重点人群和重点部位。

4. 重视安全检查。定期对门诊环境、配套设施检查，及时维修，排除安全隐患。

5. 提供人性化服务，主动为步态不稳、行动不便、年老体弱者提供平车或轮椅，护送患者到诊室或检查室。

6. 开展预防跌倒的健康教育，门诊大厅宣传栏有预防跌倒内容，各楼层有宣教资料。发现有高危跌倒风险的患者，立即进行一对一宣教，避免发生跌倒。

(二) 应急措施

1. 一旦发现门诊患者跌倒，立即就地查看患者，同时通知医生。

2. 协助医生查看患者全身状况和局部受伤情况，初步评估患者的意识情况，有无危及生命的症状体征，有无软组织损伤、骨折等情况。

3. 根据患者伤情，采取相应的处理和搬运方式，必要时将患者护送至专科门诊或急诊医学科进一步检查和治疗。

4. 与家属沟通，做好宣教并安抚，消除紧张情绪，提高防范意识。

5. 报告门诊部主任、护士长，呈报医疗安全(不良)事件。

(三) 处理流程

门诊患者跌倒→立即就地查看患者→通知医生→评估患者伤情→必要时护送至急诊医学科进一步检查和治疗→宣教和安抚→报告门诊部主任、护士长→呈报医疗安全(不良)事件。

参考文献

［1］朱会耕，沈平. 现代医院门诊管理指南［M］. 上海：复旦大学出版社，2014.

［2］何晓俐，赵淑珍. 现代医院门诊管理手册［M］. 北京：人民卫生出版社，2016.

［3］王淑英，孙玉梅. 医院门诊工作手册［M］. 北京：人民军医出版社，2009.

［4］郭敏. 河南省公立医院质量管理工具知信行调查［D］. 郑州大学，2019.

［5］常虹. 我国医院评审中管理工具的应用研究［D］. 青岛大学，2015.

［6］郭秀兰. 门诊文化与医疗服务的探讨［J］. 临床医药实践，2006，15（10）：799-800.

［7］周智广. 医院文化建设理论与实践［M］. 北京：人民卫生出版社，2018.

［8］全国科学技术名词审定委员会. 全科医学与社区卫生名称［M］. 北京：科学出版社，2014.

［9］马卫红，吴江燕，梅静. 门诊分诊工作的作用探讨［J］. 中国误诊学杂志，2011，11（19）：4677.

［10］牛慧. 谈门诊导医在医院管理与经营中的作用［J］. 黑龙江医药，2012，25（5）：712-714.

［11］张晓丽，李超红，侯旭敏，等. 基于改善患者就医体验的智慧医院建设

实践[J]. 中国医院，2018，22（4）：62-64.

[12]焦岳龙，左克强，陈震，等. 门诊全流程智慧医疗体系建设实践与探索[J]. 中国医院管理，2021，41（5）：39-42.

[13]成静. 基于服务流程优化的智慧门诊建设实践[J]. 江苏卫生事业管理，2020，31（4）：482-484.

[14]杨霞. 武汉 A 三甲医院门诊分诊护士绩效考核指标研究[D]. 武汉工程大学，2018.

[15]杨玲. 重庆市基层医疗卫生机构岗位职责与服务规范研究[D]. 重庆医科大学公共卫生与管理学院，2014.

[16]许小妹. 我国基层艾滋病防治服务规范研究[D]. 安徽医科大学，2017.

[17]周炜，向克兰，何克春，等.《医院服务行为规范》编制之理性思维[J]. 现代医院，2018，18（6）：818-820.

[18]袁涤非. 女性现代礼仪[M]. 长沙：湖南大学出版社，2016.

[19]李小妹，冯先琼. 护理学导论[M]. 北京：人民卫生出版社，2017.

[20]国家卫生健康委办公厅，国家中医药管理局办公室. 关于印发新型冠状病毒肺炎诊疗方案（试行第九版）的通知[EB/OL].［2022-03-14］. http://www.nhc.gov.cn/yzygj/s7653p/202203/b74ade1ba4494583805a3d2e40093d88.shtml.

[21]国家卫生健康委办公厅. 关于加强重点地区重点医院发热门诊管理及医疗机构内感染防控工作的通知[EB/OL].［2020-02-03］. http://www.gov.cn/zhengce/zhengceku/2020-02/04/content_5474597.htm.

[22]李亚敏，黄金. 新型冠状病毒肺炎疫情防控应急护理手册[M]. 长沙：湖南科学技术出版社，2020.

[23]王力红，朱士俊. 医院感染学[M]. 北京：人民卫生出版社，2014.

[24]杨通飞，宋力，黄丽娟，等. 新冠肺炎疫情突发状态下医院医护人员防控培训及考核分析[J]. 中华灾害救援医学，2020，8（6）：332-334+337.

[25]李瑛，杨一峰. 抗击新型冠状病毒肺炎医务人员临床防护培训手册[M]. 北京：人民卫生出版社，2020.

[26]万学红，陈红. 临床诊断学[M]. 北京：人民卫生出版社，2015.

[27]万学红，卢雪峰. 诊断学[M]. 北京：人民卫生出版社，2018.

[28]李小寒，尚少梅. 基础护理学[M]. 北京：人民卫生出版社，2017.

[29]王陇德. 健康管理师基础知识[M]. 北京：人民卫生出版社，2019.

[30]白人驹，张雪林. 医学影像诊断学[M]. 北京：人民卫生出版社，2010.

[31]尤黎明，吴瑛. 内科护理学[M]. 北京：人民卫生出版社，2017.

[32]安力彬，陆虹. 妇产科护理学[M]. 北京：人民卫生出版社，2017.

[33]刘玉娥，戴辉，罗敏，等. 医院应急预案的编辑与持续改进[J]. 医院院长论坛，2015(1)：49-52.

[34]王桂玲，谭承娟，谢欣兰. 门诊护士突发事件应急预案的演练方法及效果东南国防医药[J]. 2016，18(1)：91-92+112.

[35]陈泉冰. 医院门诊信息系统的故障及管理研究[J]. 网络安全技术与应用，2020(10)：150-151.

[36]林芳，李佩. 探讨医院门诊信息系统故障突发事件应对策略[J]. 中国卫生标准管理，2020，11(1)：3-6.

[37]孙清华. 医院突发性停电的应对措施[J]. 集成电路应用，2019，36(10)：54-55.

[38]杨晓媛. 灾害护理学[M]. 北京：军事医学科学出版社，2009.

[39]赵富丽，段桂敏，陈丽君，等. 医疗行业工作场所暴力现象的调查及思考[J]. 卫生经济研究，2021，38(3)：37-39.

[40]张萧. 预防患者自杀视角下综合医院标准环境检查清单调查问卷的研制与应用[D]. 武汉轻工大学，2019.

[41]望运丹. 综合医院住院患者自杀环境安全影响因素的回顾性研究[D]. 长江大学，2018.

［42］李小华，王方，许亚军.安徽省某三甲医院门诊候诊患者病情突变流行病学特点及防治对策［J］.安徽医学，2019，40（2）：223-225.

［43］杨军，郭树彬.心脏骤停亚低温治疗脑保护策略［J］.中国实用内科杂志，2021，41（3）：198-202.

［44］申见.警惕低血糖的危害［J］.中国社区医师，2018，34（20）：5+7.

［45］黄玉娟，黄敏.晕厥的急诊处理流程［J］.中国实用儿科杂志，2020，35（8）：577-580.

［46］郑淑敏.门诊患者就诊期间跌倒的预防与应对措施［J］.中国卫生标准管理，2017，8（18）：22-25.

［47］戚旻，侯晓群，李莉.导医护士在门诊患者跌倒的护理干预［J］.中国卫生标准管理，2015，6（30）：192-194.

图书在版编目(CIP)数据

医院门诊分诊导医工作手册／龚红辉，陈亚平，蔡佳佳主编. —长沙：中南大学出版社，2023.7

ISBN 978-7-5487-5306-3

Ⅰ. ①医… Ⅱ. ①龚… ②陈… ③蔡… Ⅲ. ①医院—门诊—业务管理—手册 Ⅳ. ①R197.323-62

中国国家版本馆 CIP 数据核字(2023)第 049437 号

医院门诊分诊导医工作手册

YIYUAN MENZHEN FENZHEN DAOYI GONGZUO SHOUCE

龚红辉　陈亚平　蔡佳佳　主编

□出 版 人	吴湘华	
□责任编辑	孙娟娟	
□责任印制	唐　曦	
□出版发行	中南大学出版社	
	社址：长沙市麓山南路	邮编：410083
	发行科电话：0731-88876770	传真：0731-88710482
□印　　装	湖南省众鑫印务有限公司	

□开　　本	880 mm×1230 mm　1/32	□印张 7.125	□字数 160 千字
□版　　次	2023 年 7 月第 1 版	□印次 2023 年 7 月第 1 次印刷	
□书　　号	ISBN 978-7-5487-5306-3		
□定　　价	68.00 元		